【中医五脏养生经丛书】

养生之秘在肾

主编 张艳 卢秉久

张艳 吕静 礼海 编著

中国中医药出版社
·北京·

图书在版编目（CIP）数据

养生之秘在养肾 / 张艳，吕静，礼海编著 . —北京：中国中医药出版社，2017.5（2018.1重印）

（中医五脏养生经丛书）

ISBN 978 – 7 – 5132 – 3888 – 5

Ⅰ . ①养⋯　Ⅱ . ①张⋯　②吕⋯　③礼⋯　Ⅲ . ①补肾—基本知识
Ⅳ . ① R256.5

中国版本图书馆 CIP 数据核字（2016）第 309046 号

中国中医药出版社出版

北京市朝阳区北三环东路 28 号易亨大厦 16 层
邮政编码　100013
传真　010 64405750
廊坊市晶艺印务有限公司印刷
各地新华书店经销

开本 710×1000　1/16　印张 12　字数 171 千字
2017 年 5 月第 1 版　2018 年 1 月第 2 次印刷
书号　ISBN 978 – 7 – 5132 – 3888 – 5

定价　39.80 元
网址　www.cptcm.com

如有印装质量问题请与本社出版部调换
版权专有　侵权必究

社长热线　010 64405720
购书热线　010 64065415　010 64065413
微信服务号　zgzyycbs

书店网址　csln.net/qksd/
官方微博　http：//e.weibo.com/cptcm

淘宝天猫网址　http：//zgzyycbs.tmall.com

《中医五脏养生经丛书》编委会

主　编	张　艳	卢秉久		
副主编	吕晓东	于　睿	郑佳连	李　佳
	徐　程	薛立平	王　辉	朱爱松
	吕　静	宫丽鸿	刘景峰	
编　委	王欣欣	李　莹	张　慧	张　伟
	赵晓迪	赫　婷	陈柏瑜	赵志超
	马姝荣	艾研丽	袁梓勋	刘晶晶
	李蔷楠	肖　雪	陈　琳	王晓婷
	李　熠	杨　入	杨　硕	礼　海
	白颖籔	宋亭亭	王思尹	王　懿
	王学良	王　军	田　淼	阎　俊
	赵殿臣	王　辰	刘　月	孙竟然
	陈瑞年	白艳娇	于洪爽	张慧珍
	武域竹	陈亚男	于　澜	何　涛
	崔弘斌	迟　楠	张英杰	崔晓丹
	赵乃荣	张　洋	庄　园	孙明鸿

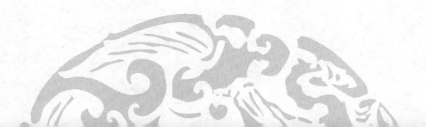

前言

　　身为一名医生，当自己患者的病情发展到已经无法医治的地步时，那种痛心疾首的感觉别人不会感同身受。每当这个时候，就会想到为何不在疾病未起或者初起的时候就在生活的细节中有所注意，从而抑制疾病的进一步发展！

　　现在人们往往不在乎身体健康，追逐权力和金钱不惜以身体健康作为代价。年轻人啊！看看那些晚年要在医院里度过的老人，是否要重新审视自己的健康观呢？其实，真正的养生没有那么复杂和烦琐，它可能简单到只是一种崇高的生活态度，这种态度会指引人们更加热爱生活、珍惜生命！

　　我们作为中医大夫，养生的思想根深蒂固，也会经常接受电台、报社的采访，向大众普及一些养生防病的知识，总想将这些点点滴滴的养生知识汇总并进行归类，想来想去还是觉得按照五脏进行分类能体现中医的特色。所以，就萌生了编写此套丛书的想法。

　　愿此套丛书可以很好地服务于大众，让更多的人愿意养生、喜欢养生、迷上养生、热爱养生、懂得养生、正确养生，成为一个健康长寿、生活质量高的人！

张　艳　卢秉久

2017 年 1 月

　　根据中医理论，五脏中肾脏属水，在生殖、生长发育、藏精、主骨、生髓、水液代谢、呼吸等方面发挥了重要作用。纵向来讲，从刚出生的小孩子到青壮年再到老年，肾脏的生理作用贯穿始终，足见其重要性；而横向讲起来，每一个时期身体出现的不同问题或多或少都和肾脏有关。而肾脏和其他几个脏腑比起来，最大的区别在于：肾脏疾病以虚证为主，少有甚至无实证，更加需要调养。

　　西医学认为，肾脏具有生成尿液、排泄代谢产物、维持体液平衡和体内酸碱平衡以及内分泌的功能，是人体内最重要的器官之一。肾脏的疾病在我国发病率较高，且肾病多具有病情不断进展的特点，终末期多以透析维持甚至换肾。所以，肾病的预防和病后调养尤显重要。

　　希望在本书中，您可以了解到一些您想了解的关于肾脏的知识！

编　者
2017 年 1 月

目录

CONTENTS

I

第四章　养肾护肾怎么吃？会吃才是硬道理 / 71

第五章　养肾六联法 / 97

第八章 肾脏好，"性"福生活无忧愁 / 157

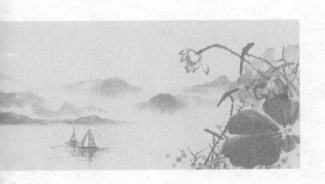

第一章

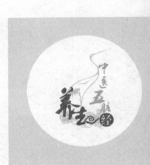

养生之秘在养肾，中医和您谈肾

一、西医眼中的肾

肾脏是人体十分重要、不可缺少的脏器之一。肾脏，人们俗称"腰子"。随着养生观念深入人心，肾脏的健康与否愈来愈受到人们的关注。古人有云："知己知彼，百战不殆。"所以，要想更好地保护肾脏就要从了解它开始。

1. 打量肾脏——从三围、定位、结构开始

◎ 肾脏的三围——蚕豆貌

肾脏为成对的实质性器官，位于人体腹膜后脊柱的两侧，左右各一，形态像两个巨大的蚕豆，色红褐，质地结实而柔软。肾脏的大小因人而异，一般成人的肾脏长 11~12cm，宽 5~6cm，厚 3~4cm，重 120~150g。

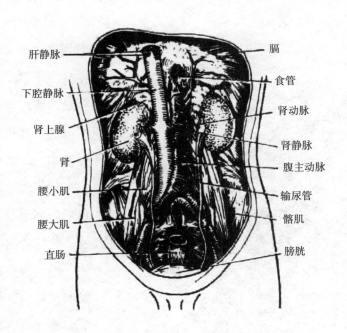

肝静脉
下腔静脉
肾上腺
肾
腰小肌
腰大肌
直肠

膈
食管
肾动脉
肾静脉
腹主动脉
输尿管
髂肌
膀胱

◉ 肾脏的位置——盘踞腰间

肾的位置因性别、年龄和个体差异而有所不同。一般成人左肾上端平第 11 胸椎下缘，下端平第 2 腰椎下缘，而右肾比左肾略低约半个椎体的高度。女子肾脏的位置一般略低于男子，儿童低于成人，新生儿肾的位置更低，有的可达髂嵴平面。

◉ 肾脏的结构——庞大繁杂的家族

虽然肾脏在人体中占地不大，但其内部结构却是相当复杂的。肾脏内侧稍凹的部分，称为肾门，是肾血管、输尿管、神经及淋巴管出入之处，可谓是肾的运输管线。其内部组成依次为：肾静脉在前，肾动脉居中，输尿管在后，这些出入肾门的结构总称肾蒂。简单的记为蓝线在前，红线在中，最后一条是地线。肾门向内延续为一个较大的腔，称为肾窦，其内有肾动脉的分支、肾静脉的属支、肾小盏、肾大盏、肾盂和脂肪组织。

由肾门进入，其周围依次为肾皮质和肾髓质。肾脏最基本的结构和功能单位是肾单位，大约一个肾由一百多万个肾单位构成。肾单位之间有血管和结缔组织支撑。肾单位中最重要的结构要数肾小体和肾小管了，这两者主要位于肾皮质。肾小体是由肾小球和肾小囊组成的，是形成原尿的主要结构。其中肾小球是入球小动脉进入血管极后所形成的毛细血管网，这样的网状结构有利于增加肾小球的滤过面积，也易于使血液内的异常物质沉积在毛细

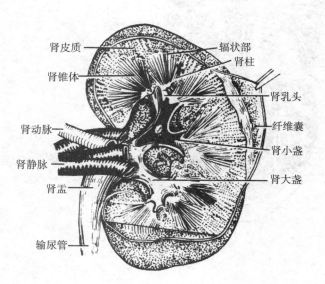

肾皮质　辐状部
肾柱
肾锥体
肾乳头
纤维囊
肾动脉
肾小盏
肾静脉
肾大盏
肾盂
输尿管

血管壁。

肾小囊亦称鲍曼囊，囊的外层为壁层，内层为脏层，两层之间的腔隙称为球囊腔。原尿经球囊腔流向尿极。肾小管与肾小体相连，是细长迂回的上皮型管道，主要具有重吸收和排泌的功能。

肾小管可分为近端小管、髓袢、远端小管三段。近端小管在肾小管重吸收作用中扮演着重要的角色，其主要功能是重吸收原尿中的水、钠、钾、钙、氯化物、碳酸盐、磷酸盐以及一些有机物质。髓袢是连接于近端小管直部和远端小管直部的细直部分，通过主动和被动重吸收水分，对尿液的浓缩有重要的作用。远端小管主要是对钠、钾、氯化物以及酸碱平衡调节起重要作用。

肾髓质位于肾实质深部，血管较少，由 15~20 个肾锥体组成。肾锥体指向肾皮质，伸向肾窦的部分为肾乳头，其上有许多开口朝向肾小管的乳头孔。漏斗状的肾小盏包绕肾乳头收集排出的尿液，若干肾小盏合成肾大盏，而后合成肾盂再逐渐移行为输尿管。

◉ 肾脏的邻居们——生命之源

人体生殖系统包括内生殖器和外生殖器两部分。内生殖器由生殖腺、生殖管道和附属腺组成；外生殖器主要指两性交接的器官。

男性的生殖腺睾丸，是产生精子和分泌男性激素的器官。生殖管道包括附睾、输精管、射精管和尿道。附睾的功能是暂时储存精子，其分泌的附睾液给精子提供营养，促进精子的进一步成熟。输精管是附睾管的直接延续，按行程可分四部分：睾丸部、精索部、腹股沟管部、盆部。射精管由输精管壶腹末端与精囊排泄管汇合而成。

女性的内生殖器有卵巢、输卵管、子宫、阴道、前庭大腺。卵巢位于盆腔内，紧贴小骨盆侧壁的卵巢窝，为成对的实质性器官，是产生女性生殖细胞和分泌女性激素的器官。输卵管位于子宫底两侧和盆腔侧壁间，由内侧向外侧依次为输卵管子宫部、输卵管峡部、输卵管壶腹部、输卵管漏斗部。

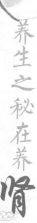

子宫位于骨盆腔的中央，膀胱和直肠之间，是一壁厚腔小的肌性器官，是产生月经以及受精卵发育成为胎儿的场所。

2. 肾脏的功能——全身的净化器

在了解完肾脏的基本情况后，更重要的是知道肾脏在我们体内负责什么工作，又承担怎样的职责。在泌尿系统中肾脏是最为重要的角色，生成尿液、排泄代谢产物、维持电解质平衡，这些都是与肾脏兢兢业业的工作分不开的。其在人体好比一台电脑的散热风扇，负责调节温度，维持循环运转，防止机器过热而烧坏主板。肾脏中的每一个结构都发挥着自己的作用，从而使肾脏正常的运转。若其中的任何一部分出现问题或丧失功能，都可能导致肾脏功能不全，甚至出现肾衰竭而威胁生命。

◉ 排尿排毒，人体的净化泵

分泌尿液、清除体内代谢废物可谓是肾脏的首要工作。虽然肾脏在人体中所占的体积、重量都微不足道，但其血流量却占全身血流量的1/5~1/4，每分钟流经他的血液量仅次于心脏。好比一台空调的净化系统，起到过滤灰尘、杀灭细菌的作用，为室内空间创造一个良好的环境。肾脏的工作量是惊人的，肾小球每分钟约生成120mL滤液，一昼夜总滤液量为170~180L。滤液经肾小管时，又大约有99%被重吸收，其中包括葡萄糖、氨基酸、维生素、多肽类物质等也几乎在近曲小管被全部回收，经肾小球毛细血管过滤后余下的就成了尿液。可以说肾脏是一位环保主义者，废物再利用的典范，可维持机体代谢的平衡，使机体有序的发展。

再者，人体的排尿是一个非常有意义的过程，通过排尿可以代谢出人体大量的废物。肾脏每时每刻都在默默地为我们清除体内的垃圾，如果他罢工了，体内的水液、毒素就会泛滥，也就是我们常说的尿毒症。而这会影响其他脏器功能，甚至威胁生命。

◉ 人体内环境的护卫使者

大到一个国家，小到一个家庭，都需要有良好的环境氛围，才能保持安定团结的局面，从而谋求发展。人体也不例外，中医讲外界环境是一个大宇宙，人体是一个小宇宙，天人合一才是养生之本。人必须顺天时而动，才能和谐共生；只有维持内环境与外环境的稳定才能延年益寿。肾脏在维护内环境的稳定方面发挥着巨大作用，体现在调节水及渗透压平衡、电解质浓度、酸碱平衡等方面。下面我们就一一讲述。

调节人体水及渗透压平衡。肾脏通过排尿控制着液体的排出量，从而调节体内的水平衡。体内渗透压平衡是由肾脏浓缩或稀释尿液的功能来决定的，当体液渗透压升高时排出高渗性尿液；体液渗透压低时排出低渗性尿液。我们上面也说过，肾脏是一个有电脑模块的智能循环泵，可以根据压力的大小来调节水量。

调节电解质浓度。肾小球的滤液中含有多种电解质，当进入肾小管后，按人体的需要，由神经内分泌及体液系统调节其吸收量。钠、钾、氯、钙、磷等电解质平衡对人体生命健康十分重要，若肾脏发生病变，可引起电解质紊乱。因而，临床医生非常重视检测血清中电解质的浓度，以便及时发现电解质紊乱而予以积极纠正，因为严重的水及电解质紊乱是可以危及生命的。还是那个比喻，肾脏就是滤过系统，去其糟粕，留其精华。

调节酸碱平衡。人体的各种生命活动，均需要有相应的 pH 值范围才能有效地发挥功能。但人体在代谢过程中不断地产生大量酸性物质释放入血，故人体中需要肾、肺、血液等缓冲系统调节来维持酸碱平衡，而其中肾脏调节是作用最强、最彻底、持续时间最长的。肾对酸碱平衡的调节包括排泄 H^+，排出酸性阴离子，重吸收滤过的 HCO_3^-。简单说，肾脏是发挥天平的作用，不会偏向某一方面，维持某一点的平衡。

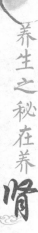

◎ 调节内分泌，时刻平衡机体功能

　　肾脏不是单纯的排泄器官，他还能产生多种具有生物活性的物质，即兼有一些内分泌功能。例如，产生促红细胞生成素刺激骨髓造血；肾素促使生成血管紧张素从而收缩血管；前列腺素参与细胞代谢；高活性的维生素 D_3 促使肠管吸收钙以强壮骨骼等，在促进红细胞生成、调节血压和调节钙磷代谢等方面发挥着重要作用。

　　我们仔细想想，西医学的肾脏其实是一个调节平衡的器官。调节机体的各项平衡，防止过犹不及。这与中医思维观点很相近，中医防治疾病强调用药"中病即止"，就是说病情好转就可停药，利用身体正气来对抗疾病，不要紧追不放。俗话说"穷寇莫追"，防止物极必反。其实肾脏在调节全身各种代谢平衡上也是如此。一些物质过多过少都是问题，因此要健康，关键就是保证平衡、平和、平稳。如果一切都能如此，那么长寿是必然的。

二、中医眼中的肾
——五脏之本，生命之根

　　中医学中非常重视"肾"，称其为"先天之本""五脏阴阳之本""生命之根"。这样一系列的高度评价主要是从他重要的生理功能上来诠释肾的重要性的。中医学中的"肾"不单指肾脏而言，他既包括了西医学肾的功能，又包含了生殖、泌尿、呼吸、内分泌、神经、免疫等系统的功能。中医学的"肾"与西医学的"肾"是不同的概念，有区别也有联系，但更多是理论哲学上的区别。我不提倡西医学叫现代医学，因为个人认为中医学远先进于西医学，道理很简单，中医学有哲学基础，而西医学什么是其哲学基础呢？现在西方学者开始提倡个体化治疗，因每个人个体差异，其治疗应是有区别的；中医几千年前就提出了辨证论治，根据每个人的不同证候来开展心理生理等各方面的治疗。再者，当今预防学的主要思想，在中国历代古墓中的医书中随处可见。一个有哲学基础的医学才是完整的医学，故中医学的理论是成熟的；而西医学还在摸索自己未来的哲学，其理论是局限的。20世纪20~30年代，获诺贝尔生理学奖的理论在今天几乎均被推翻，但谁敢说今天西医学的理论就是正确的。因此，我们不能用一个局限的理论来衡量具备哲学基础的医学，也不能用这种医学的理念来认识我们祖国的瑰宝。

那我们先来利用朴素的唯物主义思想来认识肾。首先，肾为先天之本究竟蕴含着怎样深刻的内涵呢？我想很多人会从"先天之本"的字面意思理解为西医学中的遗传因素。其实也可以这样来理解，其是父母肾脏精气的延续，但这种理解并不是先天之本的全部，肾的"先天之本"贯穿于人类生命从孕育、出生、成长、发育、生长、衰老的全过程。我们可以从四个方面来诠释，即肾主先天之精、蛰藏元阴元阳、元气之根本、生殖繁衍之源。

古人云"人始生，先成精"，精乃人体中一切精微物质如气、血、精、津、液的总括，对人类如此珍贵的生命物质正是由肾来封藏保管，故中医经典医籍中称"肾者，精神之舍，性命之根""肾者，生来精灵之本也"。肾是人体的管家，主管着化生藏蓄先天之精，加之受五脏六腑后天之精而藏，充分发挥着生长发育、生殖、调节机体代谢等生理效应。

肾寓藏元阴元阳，元阴是指阴精，元阳是指元气，元阴元阳在人的生命活动中起着决定性作用。二者是生命的原动力，维持生命的基本活动。肾乃水火之宅，为五脏六腑之本。肾阳为一身阳气之根，五脏之阳皆得肾阳温煦；肾阴为一身阴液之源，五脏之阴皆得肾阴涵养。《冯氏锦囊》中曰："两肾之用，生生不尽，上奉无余者，惟此真阴真阳二气而已。二气充足，其人多寿；二气衰弱，其人多夭；二气平和，其人无病；二气偏盛，其人多病；二气灭绝，其人则死。可见真阴真阳者，所以为先天之本，后天之命，两肾之根，疾病安危，皆在乎此。"这段话准确展现了肾藏元阴元阳功能的重要性。

这元阴元阳加之古文的描述，一些读者可能会更加迷惑不解了。其实，对于元阴元阳，可以理解为我们老百姓常说的"身体素质"。元气、真气均指的是肾气。元气能推动一切组织器官的生理功能，是生命动力的源泉。人的新陈代谢、思维活动等生命活动都离不开元气的推动，肾气同自然界的一切物质一样存在初始、生长、强盛、衰退的过程。

人体生殖器官的发育、性功能以及生殖能力的成熟与肾的功能密切相关。肾精及肾气的不断充盈会产生"天癸"，该物质促进人体生殖器官发育成熟，维持生殖功能正常。人的生育能力，正是在"天癸"的作用下产生的，女子二七、男子二八则天癸至，故能有子。额外说一句，女子是以"七"年为一个周期而变化；男子是以"八"年为一个周期而变化。在中医的这一指导思想下，现代治疗不孕不育多从补肾培元入手，为很多家庭带来了福音。

三、区分中西医学的肾
——同样的肾，涵义大不同

人们常说的肾脏，往往和西医学中的肾不谋而合，单指肾脏，是人体泌尿系统中的重要排泄器官，具有排泄代谢产物及毒素、维持内环境稳定、调节机体功能平衡等功能。中医对肾脏外形与位置的认识与西医有相同之处。《难经》云"肾有两枚，重一斤一两"；《黄帝内经》中曰"腰者，肾之府"。从这些论述中可以看出中医中对肾脏形态、位置与现代医学认识相同，但对肾的功能，中医有着比西医更为深入的解读。中医认为肾的功能除了包罗西医中肾脏的功能外，还具有藏精、主持生长发育及生殖的功能；元阴元阳，纳气，为元气之根，维持生命基本活动；主水，调节水液代谢；与骨髓、脑、发、耳、齿、情志均有着密切联系。

中医认为肾藏精，主生长发育和生殖，人一生中的生、长、壮、老、已的生命过程及生殖能力都取决于肾中精气的盛衰。肾主水，又有"水脏"之称，调节着人体水液输布和排泄。肾主纳气，摄纳肺吸入的自然界清气，保持吸气的深度，防治呼吸表浅。肾在体合骨、生髓，肾精充足有助于骨骼的生长、脑的发育健全。肾其华在发，发为肾之外候也，发的生机根源于肾，肾之精血旺盛，则毛发粗壮润泽。肾开窍于耳及前后二阴，耳的听觉灵敏与否是判断肾气虚衰的标志；二阴主司二便功能，与肾之精气密切相关。肾在志为恐，长期处于惊恐状态会使精气不能正常布散，故"恐伤肾""恐则气下"。通俗地说，一个人体质不佳多与肾有关，而头发不好，爱掉头发也是肾不好的一种表现。比如熬夜的人容易脱发，其实就是耗伤肾精了。身体不好的人，或大病中的人一般腰酸痛比较多见，这也是肾虚的一个表现。

现在有很多人没有真正理解中西医"肾"的不同。如有的人因工作关系经常生活作息不规律，常常通宵达旦、精神紧张，随之出现头晕、眼花、脱发、耳鸣、腰酸等症状，便求诊于中医。中医认为其是肾虚，给予补肾方药治疗。这时多数人会认为是肾脏出了问题，但做尿常规、B超等检查却没有任何问题，于是对肾虚的结论产生怀疑。其实这就是对中医"肾"的误解，把中医的肾虚和西医的肾病混淆了。西医讲的肾病是指肾脏本身的疾病，而肾虚是身体某一功能异常出现的证候。中西医在对肾的认识方法和角度上各有不同，大家千万不要混为一谈！

四、与肾有关的经络

——自下而上，纵贯生命之"母亲河"

肾经是关乎人身体健康、生活幸福的经络，若想延年益寿，精神饱满地度过每一天，肾经是您不容忽视的关键所在。

足少阴肾经起于足小趾之下，自下而上，穿过脊柱，属肾络膀胱，直行脉向上穿过肝、膈，进入肺中，沿喉咙上行，止于舌根两旁；肺部支脉，联络心，流注于胸中。肾经中的腧穴主要治疗妇科病、前阴病、肾脏病以及与肾有关的肺、心、肝、脑、咽喉、舌等经脉循行部位的疾病。肾经中诸多重要穴位，如涌泉、太溪、照海、肓俞等都是治疗疾病、养生保健的要穴。中医讲经络所在，主治所在，就是说这条经络通过哪就可以治疗那里。如果我们的身体某一个部位出现疼痛，可以寻找是哪条经络通过，很可能是这条经络所主管的脏腑出现了问题。

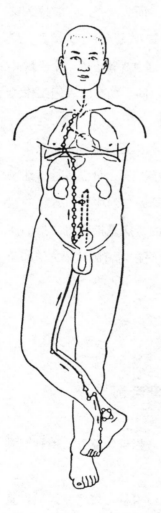

经络学说在临床中一个重要的应用就是能够说明病理变化，但这一理论经常被人们忽视。经络是人体通内达外的一个联络系统，当人体某处生理功能失调时，病邪会通过经络传注，在体表表现出某些疾病的证候。如在经络循行通路上出现压痛、结节、条索等，或相应部位出现皮肤色泽、形态等改变，若出现这些情况应引起您的高度重视。

在名医医案中就有这样病例的记载。王某总在下午5点多开始发低热，咽喉肿痛，左肋胀痛，食欲缺乏，烦躁不安，头昏且嗜睡。到医院做了很多化验，指标都正常。而后求诊于中医，中医分析此人发热时间为下午5~7点，这是肾经流注时间，并且细心地发现了他肋骨疼的位置正是京门穴，此穴是肾经的募穴，推想是不是肾出了问题？结合患者症状，医生建议他去做了B超检查。B超结果显示肾脏长了肿瘤。这个实例印证了中医经络学说的重要性，同时也告诉了大家在日常生活中，肾经的保健是不容忽视的。我们要及早培补他，并且时时对他加以呵护，千万别让生命的根基动摇。

肾是先天之本，部分来自于祖上的"遗产"，但更重要的是需要后天的培补。人体的器官就好比运作的机器，时间长了会出现磨损老化，这就需要我们经常保养，才能使他们日久弥新。否则，人过中年以后，衰老便会迅速、悄无声息地袭击您的身心。保养身体可以从保养经络开始，因为经络是修复身体器官损伤的好帮手。沿肾经循行进行拔罐、刮痧，在肾经穴位上进行按压、艾灸等都是养生保健的好方法。健康其实就把握在我们每个人的手中，生活中一些简单的养生小方法就可以为您带来幸福安康。

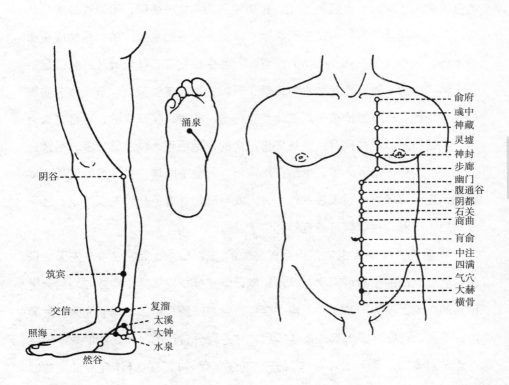

五、从生命盛衰认识肾的功能

——生命的源泉

生长、发育、衰老、死亡是人类不可违背的必然过程。肾之精气的盛衰贯穿于生命盛衰的全过程。在幼年期、青年期、壮年期、老年期中的任何一个阶段，机体的生长发育或衰退情况，都取决于肾精及肾气的盛衰。

1. 肾主藏精——精气盈满，生机蓬勃

《素问·六节藏象论》中云："肾者主蛰，封藏之本，精之处也。"肾藏精，是肾主要的生理功能。什么是精呢？精是构成人体和维持人体生命活动的基本物质，同时也是脏腑形体官窍功能活动的物质基础，可以说是生命之源。其有两种含义，其一是先天之精，来源于父母的生殖之精，是构成生命的本源，好像种子一样，生命力旺盛，不断生根发芽，枝繁叶茂；其二是后天之精，来源于脾胃化生的水谷之精，可以转输至各脏腑以调节人体各脏腑的生理功能。这就好比孩子刚工作要买房子，首付是父母交的，这是先天之精；在银行贷款的按揭月供是孩子自己交的，是后天之精。首付多，后续还款压力小，孩子月收入多，生活自然宽裕。肾也是同理，先天禀赋父母，禀赋充足先天体质好，后天注意保养，人就可延年益寿；如果先天不足，还不注意后天保养，疾病就可能登门拜访了。

先后天之精是互相依存、互相滋生的。在人的生命过程中，先天之精依赖后天之精的不断培育和充养，才能日渐充盛，发挥其生理效应；后天之精也赖先天之精的资助，才能输布全身，营养脏腑和形体官窍。先天与后天同等重要，现在许多人都是在老年后才注意保养自己的身体，我们只能说这是亡羊补牢了。为什么不从年轻开始就注意保养自己的身体呢？抽烟的时候想到一支烟下去我的生命就减少3分钟；觥筹交错时想到脑卒中可能就在明天。真心希望看到这段的朋友马上改变自己不良的生活习惯，从保养肾开始。

肾中精气主要有两方面生理效应。一是主生长发育和生殖。肾精的盛衰决定了人体生、长、壮、老、已这一自然规律。人从幼年开始肾精渐充，表现出骨骼生长、更换乳齿、头发稠密黑亮、身体壮实、精力充沛。若这一阶段肾精亏虚，小儿的生长发育会在骨、发、齿等方面出现发育迟缓的现

象。五迟（立迟、语迟、行迟、发迟、齿迟）、五软（头软、项软、手足软、肌肉软、口软）是幼儿时期常见的肾精及肾气不足的证候。发育至青春期，肾精充盈到一定程度，男子出现排精、女子月经来潮，这些现象说明性器官已经成熟，具备了生殖能力。若这一时期出现肾精不足，会影响男女的生殖功能，出现生殖功能低下或不孕不育等症。到老年，肾精渐衰，不仅形体衰老，而且性功能和生殖功能也随之减退甚至消失，表现为面色憔悴、头发脱落、牙齿枯槁等。人生有时候好比四季，春天万物萌发，夏天生长壮大，秋天结果成熟，冬天归于尘土。中医讲天人合一，仔细揣摩就可感受古人的智慧。人不可与天争命，但可以与天保命。

二是调节人体的代谢和生理功能。肾藏精对人体各方面的生理功能起着极其重要的作用，可归纳为肾阴和肾阳两个方面。肾阳具有温煦、推动、兴奋、化气等功能，若肾阳虚衰，会出现人体新陈代谢缓慢、精神不振等。肾阴具有凉润、宁静、抑制等功能，若肾阴虚衰，会出现完全相反的症状，如人体新陈代谢亢盛、精神亢奋等。肾阴和肾阳是五脏阴阳之本，两者必须相互依存、相互为用、相互制约，才能维持人体阴阳的平衡。可以说肾脏是维持人体动态平衡的，哪一边过多都对身体有害，也叫物极必反。人参是好东西，吃多了燥热；盐吃多了容易血压高，但不吃就可能变成"白毛女"。因此，什么东西都存在一个度的问题，就像中庸之道没有什么对错，在于个人的理解罢了。

2. 幼年期——生长发育由肾主

肾从人的生命形成那一刻就一直发挥着不可替代的作用。当父亲的精子与母亲的卵子结合在一起时，父母的肾精就已经赋予在新生命中。母肾之精气促进着胎儿的生长发育，支持着整个生命孕育的过程。出生之后，胎儿在延续父母肾精的同时，禀受后天水谷之精，不断补充着自己的肾中精气。

小儿脏腑娇嫩，形气未充，肾气的生发是推动小儿生长发育、脏腑功能趋于成熟的根本动力。《素问·上古天真论》说："女子七岁，肾气盛，齿更发长；二七而天癸至，任脉通，太冲脉盛，月事以时下，故有子……丈夫八岁，肾气实，发长齿更；二八，肾气盛，天癸至，精气溢泻，阴阳和，故能有子。"这段话说明了在肾气的推动下，随着孩子年龄的增长，小儿的机体无论是形态结构还是生理功能，都在不断地发育生长，如身高、胸围、头围、思维、语言、动作能力等都迅速增长和提高。

临床上常见的小儿发育迟缓或发育不全，除后天调养不足外，一些是先天不足、肾气虚所引起的。因此，父母要善于观察孩子尤其是新生儿生长发育中的点滴细节，早发现、早诊断、早治疗。下面告诉大家关注孩子生长发育的几个要点：

（1）首先，在体格生长方面，身高增长有两个高峰，第一个高峰是出生后的第一年，身高增长约25cm，2周岁后至青春期约每年增长7cm，进入青春期后出现第二个高峰，其增长速度约为学龄期的2倍。

（2）乳牙在2~2.5岁出齐，6岁左右开始逐渐萌出恒牙。运动发育方面，一般小儿在3个月时能抬头、4个月能用手撑起上半身、6个月能独自坐立、8个月会爬、1岁左右能够独立行走。

（3）语言发育方面，2个月能发出和谐的喉音、4个月能发出笑声、7~8个月能喊"妈妈""爸爸"、1岁的时候就能够说出简单的生活用语了。

3. 青年期——生殖功能发育从这里开始

人的生育能力不是与生俱来的，而是存在于一定阶段——育龄期。这一阶段，女子大体为二七至七七，即14~49岁；男子为二八至七八，即16~56岁。在天癸的作用下人体有了生育能力，而生育能力的基础是生殖器官的发育成熟。说一句题外话，现在儿童很多早于这个年龄，多是因为饮食因素，吃得好发育快，再就是食品添加剂的问题。儿童发育早不一定是好事，过早地激发肾脏，多是不利的。通俗些说，这些孩子的身体功能看似成熟，但却不稳定，因为是催熟的，成熟的早，衰老的也相对早，所以营养过剩或吃一些保健品及促进发育、声称能提高学习效率的食品等是不可取的。

古代医家王冰云："肾气全盛，冲任流通，经血渐盈，应时而下，天真之气降，与之从事，故云天癸也。"天癸即精血，在男子为精，在女子为血。《内经》云"女子二七天癸至，月事以时下，男子二八天癸至，精气溢泻"，说明女子 14 岁、男子 16 岁开始生殖器官逐渐发育成熟，女子出现月经来潮，男子出现排精现象，从而具备了生殖能力。在肾精及肾气不断充盈的作用下，人体保持生殖功能旺盛。

临床上经常能够遇到一些处于青春期的孩子，由于肾精亏虚，肾脏功能不足，造成发育迟缓，生殖功能异常。例如，有一个 16 岁男孩，身高生长一直缓慢，自己非常苦恼，始终坚持体育锻炼，一心想着能够促进身高增长，但总是不能如愿以偿，不仅是身高发育不理想，到了男子出现第二性征的年龄，男孩却未出现胡须、喉结等第二性征。他就诊了很多西医院，做了诸多检查，但都未查出任何异常。在中医看来，这个男孩就是先天不足，肾精亏虚，肾脏功能不足导致生长缓慢，也不能有正常的生殖功能。给予补肾益气的中药，情况得到了明显好转。

但人到中年以后，肾精及肾气逐渐衰少，天癸亦随之而衰减，以至衰竭。没有了"天癸"的维持作用，人体的生殖功能逐渐衰退，生殖器官日趋萎缩，最后丧失生殖功能而进入老年期。因此，肾精及肾气关系到人的生殖功能，是人类生育繁衍的基础。

4. 壮年期——肾精充，精力充沛

壮年期，肾精及肾气充盛至极，表现出头发黑亮、身体壮实、筋骨坚强、精力充沛的状态。往往在这个时期，人们觉得正值壮年，疾病、衰老离自己还很远，殊不知在你繁忙应酬、夜夜埋头苦干、紧绷神经迎接一个又一个挑战的时候，肾精在悄无声息地流失，精力在无形中耗竭，健康与你渐行

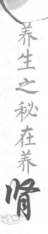

渐远。

壮年期的护肾养精同样不可忽视！这需要大家从生活中的点点滴滴做起，健肾强身。平时要注意多喝水，可以帮助人体把新陈代谢的废物排出体外，降低有毒物质在肾脏中的浓度，从而避免肾脏受到伤害。饮料一定不能用来代替白开水，饮料中多含有咖啡因，长期过量饮用会引起血压升高，导致肾脏受损。饮食要清淡，盐分摄入过多会让肾脏的负担加重。优质的睡眠是恢复精气神的重要保障，即使工作再紧张、烦心事再多，也要学会自我疏导，到该睡觉的时候一定要按时休息，有了充足的精力才能有应对一切挑战的力量。要注意腰部的保暖，尤其是女性，要风度不要温度的想法千万要不得，"腰为肾之府"，腰部着凉会导致肾脏受损，降低肾脏功能。俗话说"是药三分毒"，对于药物用时一定要慎重，它们或多或少都会损害肾脏功能，应该在医生的指导下正确使用。

5. 老年期——衰老，肾精渐衰的过程

在《素问·上古天真论》中就有论述，人的正常寿命与肾之精气的盛衰有关。中医认为"肾衰"是导致衰老的重要原因。人至中年以后，肾之精气开始衰退，头发脱落，牙齿枯槁，阳气衰弱于上部，出现面容憔悴、两鬓发白，接着筋骨活动不灵便、丧失生育功能等一系列衰老的症状开始展现。

现代医学证实，人的自然寿命是 100～175 年，但受到种种因素的影响人们很难尽享天年。尽管随着生活水平的提高，人们的平均寿命也有所提高，但始终难以达到理想的自然寿命，故而养生保健成为当下流行时尚的话题。那么如何避免病理性衰老，推迟生理性衰老从而延长寿命呢？肾的保健至关重要，护养肾脏是关乎生命延续和生活质量的重中之重。

在我国古代就十分重视养生，提出了"法于阴阳""和于术数""起居有常""饮食有节""劳逸适度""房室节制"等养生的重要法则。这些原则可谓是经久不衰，若不遵循此法则，不注重保养肾气，必然会导致未老先

衰。养生要强调养形，同时保养精、气、神，不断充养肾精，保持肾阴肾阳的平衡，维护肾气在人体中的调节作用。故保养肾之精气是防止早衰、延年益寿的关键。以上的养生保肾原理简单地说就是无论干什么都要有规律、有节制、不可太过，适应自然，寻求一种平衡。说的比较容易，但对一些人要实际运用起来就比较难了，他们总是说人不吃吃喝喝、玩玩乐乐有什么意思，很少考虑社会和家庭责任。一旦发病这些人治疗也是最积极的，因为他们认为好死不如赖活着，可吃喝玩乐之时他们怎么没有想起来这些呢。再有些人吃喝玩乐之后不忘吃些保健品，效果我们不好说，但有这钱干什么不好呢？要做一个聪明人，对别人难得糊涂，对自己要清清楚楚。

6. 肾气——促进肾脏的功能活动

精能化气，肾精所化之气，被称为肾气。肾气以先天之气为主，对其他脏腑之气有促进和资助作用，是各脏腑之精气的根本。肾气又称为元气、真气、原气，可分为肾阴和肾阳两部分。

肾气产生之后，藏于丹田，并且通过三焦布达全身，从而推动五脏六腑的一切生理活动，是生命动力的源泉。人体的一切生命活动如脏腑气化、新陈代谢、思维活动，均需要得到肾气的推动和维持。肾气充沛，则生命力旺盛、思维敏捷、活动灵活；若肾气衰弱，则生命力低下、思维迟钝、行动笨拙。可以这样说，人的精气神蕴藏在肾脏当中，肾脏健则体魄健。

人的整个生命过程中，每个阶段之间的更替和演变都是在肾气的推动下进行的。从七八岁开始肾气盛，齿更发长；十四五岁天癸至，月事下、精气溢泻；二十弱冠之年肾气和，男女交媾能有子；三十而立之年肾气实，身体强壮、筋骨强劲；五十天命之年肾气弱，发脱鬓白；六十花甲之年，面焦齿槁、筋不能动，这都是由肾气的盛衰决定的。《医学正传·医学或问》中曰："元气盛衰不同耳，夫人有生之初，先有二肾，号曰命门，元气之所系焉，是故肾气盛则寿延，肾气衰则寿夭。"因此，护肾是十分重要的，但补肾要注意"度"的问题，防止过犹不及，反而损害肾脏。其实肾脏和汽车是一样的，平时要爱护，定期要保养，如果一直用就会消耗过大，譬如饮酒无度、房事不节等；肾脏的寿命和能力也是有限的，提前跑完那百十万公里就报废了；车可以再买一辆，肾却不行。

7. 肾阴、肾阳——五脏阴阳之本

世间万物都存在着对立统一、相互制约的矛盾双方，阴与阳就是一对最常见的矛盾对立体。《素问·阴阳应象大论》中曰："阴阳者，天地之道也，万物之纲纪，变化之父母，生杀之本始，神明之府也。"同样，在人的身体中也蕴含着阴阳。阴平阳秘，乃是人身体健康、延年益寿所追求的目标。现代人对阴阳的感觉是很神秘的，其实阴阳就在我们身上、身边，不是武侠小说的某某大法。其实"阴"和"阳"就是一对生活的反义词，人后背是阳，那前胸就是阴；南北通透的房子南屋是阳，北屋就是阴等。一切都有阴阳观察的角度，没有什么神秘的东西。中医的阴阳可以说是两种维持某种平衡的物质，"阴平阳秘，精神乃治"。

人体五脏皆有阴阳，而肾之阴阳是五脏阴阳之本。肾阴，又称元阴、真阴、真水，是人体一身阴液之源；肾阳，又称元阳、真阳、命门之火，是人体一身阳气之根。肾阴主要对各脏腑组织起到濡润、滋养的作用并且能够促进津液和血液的生成；肾阳为人体生命活动提供原动力。肾中阴阳犹如水火一样，相互依存、相互制约以维持人体阴阳的动态平衡，所以肾又被称为水火之宅。水与火常被人们认为是不能相容的对立体，但肾中水火并不是一分为二的，而是水火相济、互相交融的。也就是说，两者是互根互用、相互制约的，是谁也离不开谁的关系。

肾中阴阳平衡与否关系到全身阴阳的平衡，阴阳失衡势必导致疾病的发生。肾阳虚主要表现为面色苍白、畏寒肢冷、头晕目眩、精神萎靡、浮肿；同时二便也会出现异常，如小便清长、夜尿频多、大便久泻不止、完谷

不化、五更泄泻；男女的生殖功能也会受到影响，会出现阳痿、滑精、早泄、女子不孕、白带清稀等。

肾阴虚主要表现为潮热盗汗、五心烦热、眩晕耳鸣、失眠多梦、形体消瘦；同时对生殖功能也有着重大的影响，男子遗精、早泄，女子月经量少、闭经或崩漏。

因此，肾阴肾阳对人体是至关重要的，肾之阴阳相互补充、相互为用，维持着人体生理的动态平衡。肾之阴阳充沛，他脏之阴阳能够周而复始、生生不息；若肾之阴阳枯竭，他脏乃至一身之阴阳必将相继衰竭。

8. 肾主水——主宰水液代谢的"龙王"

中医讲的水液代谢是一个相当浩大的工程，肺、脾、肾等多个器官均参与了这个工程，但其中肾的作用是最为重要的。水液在人体的循环过程中，既要将水中之"清"输布全身，营养周身脏腑及四肢百骸，又要将水中之"浊"排出体外，否则这些代谢废物不断蓄积会严重影响人体健康。肾对水液代谢的调节作用正是贯穿于这个过程的始终。肾脏的过滤净化作用，维护着我们的生命犹如自然界中的森林，维护着生态平衡。

《素问·经脉别论》中有"饮入于胃，游溢精气，上输于脾，脾气散精，上归于肺，通调水道，下输膀胱"之明论，这段话完整地阐述了水液被人体摄入后，经过多个器官的通力合作，周而复始的循环于周身。这样摄入的水液才能成为真正被人体所用的津液，否则便会停聚为饮，泛滥全身出现某一部位或全身的水肿，导致疾病的发生。在这个复杂的过程中，肾的气化作用是至关重要的，可以说肾是水精四布的原动力。

肾主水的功能概括起来就是升清降浊、司开阖、调节其他器官水液代谢功能。

一是肾主升清降浊。在自然界中存在这样的普遍规律：质轻者上升，质沉者下降，体液也不例外。食物经过脾胃消化吸收后，将精微部分转输至

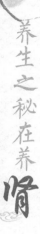

肺，肺朝百脉，通过宣散的作用将清者布散全身，浊者下归于肾。到达肾的浊液，在肾的气化作用下，再分清浊，浊中之清可重新上升于肺，布散全身，浊中之浊注于膀胱为尿。

二是司开阖。开是指水分能够从此通过，阖指机体需要的水液得以在体内潴留。肾与膀胱相表里，膀胱贮藏、排泄尿液与肾的气化作用也是密不可分的。肾气的开阖，控制着肾中尿液下注膀胱，并且使膀胱将贮藏到一定量的尿液排出体外。

三是调节其他器官水液代谢功能。在水液代谢过程中无论是胃的摄入、脾的运化转输、肺的宣散肃降等，这些脏腑的参与必须在各自阴阳协调的前提下才能正常的发挥作用。而肾之阴阳正是各脏腑阴阳之根本，故各脏腑在肾阴肾阳的资助促进下调节着人体的水液代谢。

若肾出现病变，人体内水液代谢平衡会被打破，出现一系列病理表现。如肾气不足，气化功能势必会受到影响，开阖失司，会出现尿少、无尿等尿量异常；水液上聚于皮肤而导致水肿。肾阳亏虚，蒸腾气化无力，体液中大量有用成分不能有效重新摄纳而随尿液排出体外，会出现小便量多、清长等症状。一些老年患者夜尿多，西医治疗一般是说前列腺不好；中医治疗则为补肾气，肾有气力了就能正常工作了，肾"吃饱了"才有心思干活不是，那么排尿也有人来管理了。

9. 肾主纳气——气沉丹田，呼吸深沉绵长

中医认为呼吸功能不仅与肺有关，更需要肾的协助。肾主纳气，是指肾摄纳肺吸入的清气，帮助肺保持呼吸深度，防止呼吸表浅。肺吸入清气后，必须通过肺气的肃降作用下达到肾，由肾摄纳潜藏使清气吸入达一定深度，这样吸入之清气不会在体内漂浮不定，使呼吸运动平稳深沉，有利于气体的交换，气道畅通，呼吸均匀。《慎斋遗书》中曰："人之生死关乎气，气纳则为宝，气纳则归肾，气不纳则不归肾，气不归肾者，谓脾胃之气不到肾

也。"许多医家在呼吸功能中尤其强调肾主纳气的重要性。人体诸气的运动必须在肾的节制下才能出入有序、升降有根，特别是呼吸运动，经肺吸入之气要与肾中精气相交接，方能深沉绵长。

临床上有许多患有咳嗽、哮喘迁延不愈的患者，总是把关注点放在肺上，认为是肺脏出了问题，殊不知疾病的根源在于肾不纳气。《类证治裁·喘证》中有"肺为气之主，肾为气之根，肺主出气，肾主纳气，阴阳相交，呼吸乃和"。若肾的纳气功能减弱，会出现肺气上浮不能下行，呼吸表浅，动辄喘促等呼多吸少、呼吸困难的症状，这就是中医所说的肾不纳气。故而在临床中治疗慢性咳嗽、哮喘往往从补肾入手。

肾主纳气的功能实质上是肾的封藏作用在呼吸运动中的具体体现。归根结底，肾之精气的盛衰是决定肾纳气功能能否正常发挥的关键。若肾精充足，肾气充沛，则摄纳有权，呼吸均匀协调；若肾精虚衰，肾气不足，则摄纳无力，呼吸表浅急促。故肾为气之根，必须重视治肾，纳气归原，使根本得固。

10. 肾主骨生髓——骨质疏松，脑髓不充

肾主骨生髓，通于脑。古人有云："肾藏精，精生髓，髓养骨，骨藏髓，聚髓为脑。"说明骨骼、脑髓均为肾所主。肾主骨生髓的功能实质是肾精及肾气促进人体生长发育的体现。髓有骨髓、脊髓和脑髓之分，都是由肾精所化生的，故而骨骼的发育、脑髓的充盈都取决于肾精的盛衰。

骨骼是人体坚强的支柱，骨骼的生长赖骨髓的滋养，而骨髓又为肾精所主宰，故肾精充足，骨髓生化有源，则骨骼坚固有力，肢体活动自如；肾精虚衰，骨髓生化乏源，则骨骼脆弱无力，难以维持生活。小儿和老年人是最需要重视调补肾脏的，如肾精不足，骨髓空虚，小儿会出现囟门迟闭、骨软无力，老年人则极易发生骨质疏松、骨折。中医称齿为骨之余，简单理解就是说牙齿也是骨头的一部分，牙齿的营养来源与骨骼相同，是靠肾精的滋

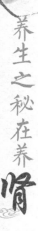

养而生长的。幼儿时期出现的牙齿生长，老年人牙齿的松动脱落，这都与肾精的盛衰密切相关。

西医学认为肾脏可以分泌促红细胞生成素，具有促进骨髓产生红细胞的作用。当肾脏发生疾病时，促红素分泌减少影响骨髓的造血系统进而导致贫血。还有部分肾病的患者由于大量的蛋白质及微量元素从尿液中流失，容易导致骨质疏松，故而在中医治疗西医所说的肾病时，常加入补肾的中药。这些例子都充分说明了中医的肾主骨生髓之理论与现代医学的研究具有相通之处，故治疗骨性疾病多从补肾着手。

肾也是智慧的器官，相信很多人会对这一说法表示怀疑，但一个聪慧敏捷的人所拥有的智力、记忆力的的确确是来源于脑髓的充盈。追根溯源，脑髓来自于哪里呢？肾精！脑是主宰生命活动、主管精神意识和感觉运动的。肾精担负着充盈大脑的重任，肾精充足，髓海盈满，则思维敏捷、精神饱满；肾精亏虚，髓海不足，则智力低下、思维缓慢、记忆力低下。所以科学补肾是增长智慧的一剂良药。一个体弱多病、腰膝酸软的肾虚之人，肯定不会有精神。就像电脑，拥有再好的 CPU，内存不行，也发挥不出它的速度。

11. 肾司二便——排出毒素，一身轻松

肾开窍于前后二阴，前阴是排尿和生殖器官；后阴是排泄粪便的通道。前后阴均属于下焦，功能与肾气有关，故称之为肾之外窍。尿液的排泄虽在膀胱，但膀胱的开阖受肾气的制约，肾脏气化正常，膀胱启闭有度，尿液才能及时排出；如果肾脏发生疾病，排尿功能发生障碍，出现小便闭塞或小便过多，会导致人体水液平衡的紊乱，而且人体的代谢产物肌酐、尿素、尿酸、无机盐类、磷酸盐、草酸盐等无法随尿液排出体外，长期蓄积会严重影响身体健康，甚至威胁生命。

想必大家对肾脏生成、排泄尿液的功能并不陌生，但要说肾脏具有调

节大便的功能，对于老百姓是比较难理解的。饮食物入胃后，经过脾胃吸纳转输，将其中精华部分布散周身，糟粕的部分下归于小肠，经肾的进一步泌别清浊，清者渗入膀胱，浊者进入大肠，需要肾精的滋润，而后由肛门排出，肛门的启闭同样受到肾气的制约。若肾精不足，可出现肠燥津枯而便秘；肾气不足，气化无权会导致气虚便秘或大便失禁、久泻滑脱。老年人很容易出现便秘的情况，多半是与肾阴虚、津枯肠燥有关，故而在治疗时一定要注意滋补肾阴。临床上肾脏司二便的理论也有一定的应用，如有些肾功能不全的患者常有腹泻的症状，中医根据"利小便而实大便"的原理治疗腹泻收到了意想不到的效果。"利小便而实大便"是指在腹泻时通过利尿，使水分在尿液中排除，这样使大便水分减少，而停止腹泻。

第一章　养生之秘在养肾，中医和您谈肾

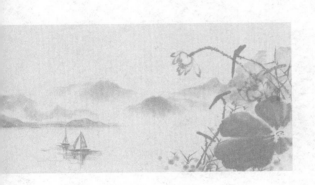

第二章

五脏和谐，延年益寿

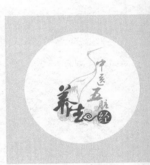

一、肾与肺
——母子相生相依

大家看到这个题目可能会产生疑问，为什么肺与肾是母子的关系呢？其实这是按照五行学说来定义的，五行学说是通过研究木、火、土、金、水五类物质的特性及运动变化规律来阐释一切事物发生、发展、变化及相互联系的理论。根据五行推理演绎，人体的五脏，肝、心、脾、肺、肾分属五行中的木、火、土、金、水。五行当中还存在着有序的递相资生、助长、促进的相生关系，顺序依次为木生火、火生土、土生金、金生水、水生木。金生水，金代表肺，水代表肾，故而肺为肾之母，肺与肾，母子相生相依。

肺肾是相互资生的关系。肺为肾之母，肺阴充足能够下输于肾，使肾阴充盈；肾为肺之子，肾阴为一身阴液之本，肾阴充足能够上滋于肺。可以这样说，这犹如宫廷母以子贵，儿子是皇帝，母亲就是皇太后。

肾与肺的关系具体体现在水液代谢和呼吸运动两个方面。在水液代谢方面，肾为主水之脏，肺为水之上源。肺行水的功能是通过肺气的宣发肃降实现的，而在这个过程中需要肾气及肾阴肾阳的促进；肾气蒸化的水液要下归于膀胱，需要肺气的肃降作用帮助。两者的这种关系可以形象的描绘为水塔和水泵的关系，利用水塔之高可以使水获得势能从而输送到各处，而水处深井又需要水泵的抽吸。若肺肾任何一方受到损伤都会造成水液代谢的障碍，而发生水肿、痰饮等疾患。在呼吸运动方面，肺为气之主，肾为气之根。肾精充，摄纳有权，有利于肺的肃降，反过来，肺气的肃降也有利于肾的纳气。肺或肾呼吸功能受到影响，均可出现气喘、气短等症。

临床上也有很多利用肺肾之间关系治疗疾病的事例。举个例子来说，中医在治疗癃闭方面，即以小便量少、排尿困难，甚则小便闭塞不通为主的病症，多采用下病上治、欲降先升的方法。当出现急性尿潴留、小便涓滴不下时，常在方药中加入开宣肺气、升提中气的中药，如桔梗、紫菀、杏仁、升麻等，此为"提壶揭盖"之法。除了这种内治法，外治取嚏法也可以作为一种有效的辅助疗法。取嚏法可以开肺气，举中气，而通下焦之气，是一种方便实用的通利小便的方法。

二、肾与心

——君相相辅，国泰民安

就心肾二脏而言，中医形象地称心为君、肾为相。这种称谓源于心肾的关系，一方面心为君主之官，肾是五脏阴阳之根本；另一方面就是心肾君相二火的关系，人体之火有君火、相火之分，君火即指心火，相火多指命门之火，来源于肾。君火温养脏腑、主持神明，时时都需要相火的辅佐支持。

从心、肾在人体中的位置来看，心居上属阳，肾居下属阴。一般说来在上者宜降，在下者宜升，故而心火必须下降于肾，使肾水不寒；肾水必须上济于心，使心火不亢，这种关系在中医中就称为"水火相济""心肾相交"。要维持这种心肾之间水火升降互济的关系，需要心与肾两者自身的阴阳平衡。一旦心肾阴阳失调，两者之间互济的关系就会被打破，心火独亢于上不能下降于肾，肾阴亏虚不能上济于心，就会出现心烦多梦、头晕耳鸣、腰膝酸软、遗精多梦、五心烦热、潮热盗汗等症。也就是说，心与肾是人体动态平衡的一个载体，两者的平衡维持着人体的平衡。

临床上心肾不交是导致失眠的常见证候，这类失眠患者多伴有心悸多梦、头晕耳鸣、潮热盗汗、男子遗精、女子月经不调等症。中医治疗该证型失眠的患者采用滋阴降火、交通心肾之法，代表方剂有六味地黄丸和交泰丸。尤其交泰丸中的两味药，黄连清心降火，肉桂引火归原，乃交通心肾的要药。

三、肾与肝

——乙癸同源，肾肝同治

　　肾与肝的关系可以用"肝肾同源""乙癸同源"来概括。乙癸同源的说法来自天干配五行，肝应东方甲乙，属乙木；肾应北方壬癸，属癸水，故肝肾同源又称为乙癸同源。肝肾同源的关系源于精血同源、藏泄互用、阴阳相通三个方面。

　　一者精血同源。肝藏血，肾藏精，血液来源于水谷精微，肾精亦依赖水谷精微充养，两者的源头都是水谷之精。血液能够不断滋养肾中所藏之精，而存于肝中之血液又归于肾中，可与肾所藏之精合为肾精，即血能生精，故而临床中的血虚常伴有肾精亏损之证。反之，肾精在肝肾之气的推动作用下能够入肝化为血液，即精能化血。肾精化血的作用更为重要，人的头发，中医认为"发为肾之外华""发为血之余"。若肾精亏耗则出现血虚的表现，头发干枯脱落就是一个显著的症状。我们都知道睡不好觉容易出现头皮屑，这是没有休息好、血液滋养有限造成的。头发犹如鲜花，需要勤浇水、勤施肥，水不浇了，肥不施了，自然花就枯死了，头发也是如此。

　　二者藏泄互用。肝主疏泄，肾主封藏。两者既相互为用，又相互制约。肝木如同春天的花草树木一样升发成长、生机勃勃，这就极易造成肝脏疏泄

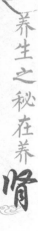

太过。肾的封藏功能正是约束肝脏的最好管家，与此同时，肝脏的疏泄可促使肾脏开阖有度。肝肾藏泄互用的关系主要体现在男女的生殖功能上，若肝肾藏泄失调则会出现女子月经周期、经量、排卵的变化，男子出现阳痿、遗精、滑泄等异常。

两者阴阳互通。肝肾阴阳之间存在着互制互用的关系，从而维持着肝肾之间的协调平衡。临床上肝肾阴虚、肝阳上亢所致疾病特别常见。举例来说，心血管疾病中最常见的高血压患者中属于这一证型的占大多数，主要表现为眩晕、耳鸣、头目胀痛、急躁易怒、失眠多梦、口苦等。中医针对这一证型的治疗方法为"壮水之主，以制阳光"，即滋肾阴以涵肝阳的方法，临床收到了良好的效果。

四、肾与脾

——先天后天，互促互助

总体说，中医认为肾为先天之本，脾为后天之本，两者互促互助，维持人体正常的生长发育和生理功能。肾中藏有先天之精，赖脾所运化的水谷精微不断充养才能促进人体的生长发育。脾运化的水谷精微，需要肾气的资助才能输布周身，营养脏腑和形体官窍。故二者为先天和后天，相互资生，相互促进，先天温养激发后天，后天补充培育先天。

脾肾的亏虚常会导致小儿生长发育迟缓、中年人的未老先衰。小儿"肾常虚""脾常不足"。对于生理功能尚未成熟的小儿来讲，脾肾尤为重要，脾肾的功能是否正常直接关系到小儿的生长发育。由于小儿脾胃受纳、腐熟、转输功能尚不健全，父母的喂养一定要格外用心，稍有不慎易出现积滞、厌食、呕吐、泄泻等疾病。中年人生活节奏快、工作压力大，加之经常思虑劳作，易造成脾肾精血的亏耗，所以在这个时期补益脾肾乃是延缓衰老的重要方法之一。多说一点，对于补体保健康，药补不如食补，食补不如活动。这里的活动既不是剧烈运动，也不是棋牌麻将，而是适度的有氧运动，例如打太极拳等。

脾与肾的关系还体现在水液代谢方面。两者功能失调必然引起水液代谢的紊乱，如尿少、浮肿、腹胀、便溏等症。临床上根据脾肾的关系衍生出许多特色的治疗方法，如益火补土，即温肾阳、补脾阳的方法，适用于肾阳衰微、脾阳不振的病证；培土制水，是通过健脾来治疗水湿停聚的病证。

五、肾与脑

——聪明的头脑，始于肾

脑，由脑髓汇聚而成，支配着人的精神意识思维活动，又称为元神之府。脑的主要生理功能是主宰生命活动、主管精神意识和主持感觉运动。

肾藏精，精生髓，肾精充盛则脑髓充盈、脑力强健、思维敏捷；肾精亏虚则髓海不足、脑衰健忘。对于在学龄阶段的青少年，往往学业负担很重，有很多孩子上课精力不能集中，数理化任其如何钻研始终不得其解，知识总是忘的比记的快。这个时候家长要充分理解孩子，不能一味地批评孩子学习不努力，而是要关注孩子的智力发育是否正常。补肾强肾是增长智力的有效手段，青少年想科学健脑就一定要科学益肾。益肾不是乱用药物或乱吃某些保健品，而应采用食疗加运动的方法。

目前老年人中患有老年痴呆的比率在逐年上升。据统计，痴呆是仅次于肿瘤、脑血管病、心血管病而居第四位的致死原因。这多是由于老年人肾精虚衰，不能生髓，髓海空虚，髓减脑消，神机失用而成痴呆。老年性痴呆已经成为医学领域中一个非常棘手的问题，如何有效控制老年痴呆的发生、

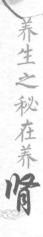

如何益智增智受到全社会的关注。针对老年性痴呆，中医采用补肾益精、填精养神之法。而运动仍然是最佳的辅助手段，西医学研究认为，痴呆与动脉粥样硬化引发的疾病密切相关。现在痴呆发病率升高与我们饮食结构的改变有关，好东西吃多了，能量有进不出肯定沉积，在血管就会发生动脉粥样硬化。适度运动，代谢掉多余的能量，加快血液循环，动脉粥样硬化就能缓解，从而起到很好地防治痴呆的作用。

六、肾与膀胱

——表里协作，小便通畅

《难经·三十五难》曰："膀胱者，肾之府。"从以上论述中不难看出肾和膀胱是关系最为密切的脏腑。肾为水脏，膀胱为水腑，从经络上来看，足少阴经属肾络膀胱，足太阳经属膀胱络肾，肾与膀胱构成表里相合的关系。

尿液的正常生成有赖于肾的蒸腾气化，生成之后贮于膀胱中，膀胱具有贮尿、排尿功能。这也好比是一台多功能空调，既能保湿调节水分，又能净化空气。

在临床上慢性肾衰竭尤其是处于肾衰竭期、尿毒症期的患者多数会有无尿、面色苍白、神气怯弱、畏寒肢冷的症状。这属于肾阳衰惫的证候，由于肾中阳气虚衰，气化不及州都所致。中医采用温补肾阳，化气行水的方法治疗。水液的代谢也离不开水道的畅通，肾脏功能正常，才能保证水道畅通，津液得以输布。可见肾在体液生成、输布、排泄的过程中发挥着十分重要的作用。

七、肾精与津血生成的关系
——大河有水，小河满

精、血、津液都属阴，同为液态性物质，主要来源于脾胃运化的水谷精微。他们相互为用、相互转化，共同构成人体生命活动的基本物质。因肾藏精，精能化血，津血同源，故而肾与精、血、津液有着密不可分的关系。

精是构成人体最基本的物质，也是推动人体生命活动的基本物质。人出生前形成的先天之精和出生之后从饮食中摄取的后天之精，在五脏六腑功能作用下构成人体之精。脾精中精华的部分可以化为营血来滋养全身；肾精在肝肾之气的推动下可以入肝化血。所以脏腑之精充盛，则全身血液充盈，运行于脉中的血液渗出于脉外可以化为有濡润作用的津液。俗话说得好，"大河有水，小河满"，脏腑之精充盈就好比一条奔腾不息的大河，时刻滋润着人体的血脉、组织、官窍。这"精"犹如大河，津液、血液等犹如河水、溪水，水流的地方不同但都是水。

古人十分推崇养精之道，养精要做到生活规律。《素问·上古天真论》曰："食饮有节，起居有常，不妄作劳，故能形与神俱，而尽终其天年，度百岁乃去。"就是说饮食要按时适量，切忌暴饮暴食；工作要注意劳逸结合，适时安排文娱活动，让紧绷的神经、劳累的身体放松下来；养成规律的睡眠、合理的卫生习惯，制定一套适合自己、合乎常度的生活守则。简单一句话：生活中要中庸，不可太过，也不可不及。过去我们总是批判中庸之道，但在实际生活及保健中，中庸之道才是正道，烧烤吃多了、酒喝多了、烟吸多了都会导致疾病，要么不为，要么点到为止。

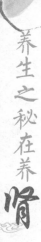

八、 肾与津液的输布排泄

——何去何从，听"肾"指挥

津液输布的全过程是依靠脾、肺、肾、肝、三焦等脏腑的综合作用完成的，而在这个过程中肾起着主宰性的作用。

脾脏可直接将津液布散全身，同时也会将津液上输于肺，通过肺的宣发作用输布至人体上部和体表，经肃降作用布散到身体的下部和内部脏腑。肝的疏泄作用，帮助调畅气机，气行则津行。三焦是津液输布的通路，三焦的通利保证了津液的升降出入。

那么，肾脏是怎样发挥他的主宰作用的呢？无论是脾的散精、肺的通调水道，还是三焦的决渎功能、小肠的泌别清浊，都需要在肾气的激发和推动下完成。津液犹如机器的润滑油，肾气犹如为机器提供动力的能源，相互配合才能良好的运转。

九、 肾与人体官窍

——不要让你的员工提前退休

肾与人体官窍中的耳、目、齿、舌、前后二阴的关系十分密切。人至中年以后，衰老的速度逐步加快，主要就表现为人体重要的脏腑、官窍的功能减退。养生保健往往忽视了这些官窍的表现，保护官窍也要从保护肾脏做起，不要让你的员工提前退休。

耳是听觉器官，听觉功能灵敏程度与肾之精气密切相关。肾精充足，肾气调和，则听觉灵敏，分辨力强。若肾精虚衰，肾气不足，则耳的听觉功能障碍，出现听力减退、耳鸣甚至耳聋。临床上常以耳的听觉变化作为判断肾之精气盛衰的标志。我们平时也可以发现，体质不好、腰膝酸软的人，多有耳鸣或听力减退的症状，也正是此理。

目为视觉器官，视力正常与否同样与肾精、肾气的盛衰相关。肾之精气充足能够上注于目，滋养眼部组织，从而发挥其视物辨色的功能。老年人多由于肾之精气衰退，表现为视力减退。

肾与舌的关系首先是通过经脉相连的。肾精充足，津液饱满则能濡润舌；若肾水不足则津干、舌喑不能言。古代养生家以舌抵上腭，待津唾满口而咽之，以养肾精，称此为"饮玉浆"。

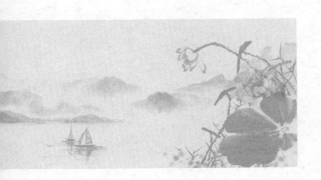

第三章

肾病察颜观色早发现

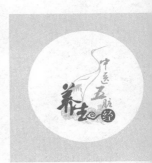

一、孩子的生长发育

——需要您的关注

《幼科发挥》有云："诸虚不足，胎禀怯弱者，皆肾之本脏病也。"意思是说各种虚证、禀赋不足的病证都责之于肾。肾藏精，主生长发育。在孩子的生长过程中，肾精的充盛与否起到决定性的作用。肾中所藏之精，有先天之精和后天之精之分，先天之精即禀受于父母；后天之精则由水谷所化生。肾精不足，影响到儿童的生长发育多指先天之精不足而言。有很多原因可以导致儿童的先天禀赋不足：首先是父母双方本身的问题，一是父母的先天禀赋不足可以理解为遗传基因问题；二是父母在孕育下一代时身体状况不佳，如疲劳、精神压力大、患病等。其次是母体在怀孕过程中出现的问题，如孕期营养不足、孕期患病、孕期受凉或遭受辐射等。当存在上述易造成儿童禀赋不足的因素时，父母更应该关注孩子的生长发育情况。

1. 小儿尿床——肾气不足，小便自遗

小儿尿床并不稀奇，在还没有"尿不湿"的年代，每个孩子在成长过程中都会"画"出相当数量的作品。正常情况下，小儿 1 岁后，白天已渐渐能控制小便，随着小儿经脉渐盛，气血渐充，脏腑渐实，排尿的控制与表达能力逐步完善。若 3 岁以后，小儿还不能在熟睡时自主控制排尿，则为遗尿症，就是俗称的

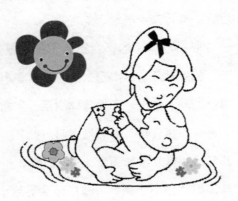

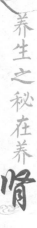

"尿床"。那么，到底尿床的背后隐藏了什么小儿健康的秘密呢？

西医认为小儿"尿床"的病因主要为遗传因素、疾病因素和环境因素。许多家长对孩子尿床的抱有宽容态度，除了亲情因素外，大多是因为自己小时候也有同样的经历，这就是所谓的遗传因素。能引起小儿遗尿的疾病主要有两大类，其一是神经系统疾病，如隐性脊柱裂；其二是泌尿系统疾病，如尿道畸形、尿道感染、肾功能损伤等。环境因素主要指周围环境的突然改变和受到惊吓等情绪因素的影响。

中医认为遗尿多与膀胱和肾的功能失调有关，尤其以肾气不足、膀胱虚寒为多见。肾的开阖主要靠肾的气化功能来调节。肾气不足，就会导致下焦虚寒，气化功能失调，闭藏失司，不能约束水道而遗尿。先天肾气不足，体质虚寒及有隐性脊柱裂的患儿多属此证。肾气不足，膀胱虚寒所致的小儿遗尿会出现在熟睡中多次遗尿、小便清长的特征性表现，同时伴有面白少华、神疲乏力、智力较同龄儿稍差、肢冷畏寒等肾气虚的症状。

大家常用"吓到尿裤子"来夸张地形容某人极度恐惧时的表现，从中医角度分析是有一定根据的。《素问·举痛论》中说"恐则气下"，尿裤子就是"气下"的一种表现。所以孩子在受到惊吓时会不自主地排尿，或者当时没有尿裤子而晚上睡觉的时候会尿床。因此惊恐作为情志因素也是遗尿的中医病因之一。除肾气不足、惊恐伤肾外，引起遗尿的病因病机还有肺脾气虚、心肾不交、肝经郁热等。

长期遗尿不治，会给孩子带来很多伤害。外国研究表明，儿童遗尿对孩子的主要危害是心理上的，通常患有遗尿症的儿童表现为缺乏自信心、处事能力差、焦虑、恐惧集体生活，严重者甚至会导致孩子成年后难以与他人沟通、偏执、具有暴力倾向等。此外，遗尿还会影响小儿的智力发育。遗尿儿童比正常儿童智商低 15%~20%，多表现为注意力不集中、大脑神经发育与精细动作不协调等。遗尿还会导致小儿免疫力低下、消化功能差、挑食、厌食等。更有甚者能够影响到儿童第二性征的发育，男孩易出现小阴茎、小睾丸；女孩易出现小子宫、小卵巢等症状；成年后容易患不孕不育症。所以，家长们千万别因"尿床不是病"的错误观念而延误了最佳治疗时机，造成儿童心理上和身体上的双重损害。

中医辨证遗尿多为肾气不足、膀胱虚寒；论治方面多以温补下元、固摄膀胱为主要原则。应用具有温补肾阳、固涩膀胱功效的药物（如桑螵蛸、菟丝子等）、方剂（如缩泉丸、菟丝子散等）。除药物治疗外，家长还应给予关心、帮助、爱护，针对他们的思想给予疏导，使其有一个良好的、有爱心的生活环境。

2. 坐起、站立、行走、生齿、说话迟于同龄儿——肾精虚，发育迟缓

正常情况下，小儿在 6 个月时能独坐片刻，8 个月会爬，在 9 个月左右能站立，10 个月可扶走，12 个月时能独立行走，一出生即有头发，出生后 4~6 个月乳牙萌出，1 岁时能说出简单的生活用语，2 岁后能简单的交谈，5 岁后能用完整的语言表达自己的想法。

中医认为小儿如果在 2~3 岁时还不能站立、行走，则为立迟、行迟；初生无发或少发，随年龄增长，仍稀疏难长则为发迟；12 个月尚未出牙或此后牙齿萌出过慢则为齿迟；1~2 岁还不会说话则为语迟。

在前文我们已经讲过，肾主骨，肾不足则骨不充，可出现立迟、行迟；齿为骨之余，若肾精不足，可见牙齿出迟；发为血之余、肾之苗，若肾气不充，血虚失养，可见发迟或发稀而枯；言为心声，脑为髓海，若心气不足，肾精不充，髓海不足，则见语言迟缓、智力不聪。由此可见，肾脏在生长发育中的重要性。

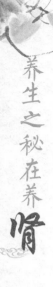

3. 头项、口、手、足、身软——精髓不充，筋骨痿弱

在中医术语中，常与"五迟"相并称的就是"五软"。五软是指头项软、口软、手软、足软、肌肉软。当小儿半岁前后，颈项仍软弱下垂为头项软；咀嚼无力，时流清涎为口软；手臂不能握举为手软；2岁半以后尚不能站立行走为足软；皮宽，肌肉松软无力为肌肉软。

因五迟、五软的病证常常同时存在，所以中医通常将其并论、并治。中医的五迟、五软包括西医的佝偻病、脑发育不全、脑性瘫痪、智力低下等病症。当小儿在出现五迟、五软症状时应及时就诊，以排除上述疾病。

在排除上述疾病后，家长就会考虑孩子是不是因为营养不良、维生素缺乏等导致疾病，于是开始给孩子吃某某钙片、某某壮骨冲剂、某某维生素片等。《幼科发挥》中将五迟、五软病因概括为"皆为胎禀不足之病也"。家长的治疗原则是"虚则补之"，所以家长的治疗方向是对的。除了缺啥补啥之外，还可以试试中医的一个名方——六味地黄丸。这个方剂的创始者钱乙堪称中医儿科的鼻祖，地黄丸的创制伊始就是用来治疗胎禀不足之证的。当孩子出现五迟、五软的症状，又有胎禀不足的病因时，可以考虑试试这个方子。现在都认为这个方子是治疗肾虚的名药，其实这个方子最初是儿科用药。再要多说几句的是，本药更适合治疗肝肾阴虚，对于阳虚效果不佳甚至会适得其反。

4. 注意力缺陷多动症——脑失精而不聪

注意力缺陷多动症即多动症，也是家长们耳熟能详的"明星病"。注意力缺陷多动症主要有三个特征，即注意力涣散或集中困难、活动量过多、自制力弱。事实上，上述特征是儿童的天性。那么该如何界定正常的

"活泼好动"与病态的"注意力缺陷多动"呢？注意力缺陷多动症的诊断标准很复杂，最简单的方法就是跟同龄的儿童比较，如果上述三个特征明显较同龄儿童亢奋，应及时就医。基于以上三种病症出现的优势，注意力缺陷多动症细分为以下三个类型：注意力缺陷型、过动／冲动控制障碍型、混合型。

虽然在中医古籍中没有与之相对应的病名记载，但根据其精神涣散、多语多动、冲动不安的症状，可以归入"脏躁""躁动"；由于患儿智能接近正常或完全正常，但活动过多、思想不易集中而导致学习成绩下降，故与"健忘""失聪"有关。小儿生理特点本为"稚阳未充，稚阴未长"，加之肝肾阴虚，"阴虚则热"，所以阳亢躁动的表现更明显。治疗上述症状可以应用具有滋养肝肾、平肝潜阳功效的方剂，如杞菊地黄丸等地黄丸类的方药加减一些宁心、安神、定志的药物。

注意力缺陷多动症的中医辨证要根据四诊合参的结果综合分析，肝肾阴虚只是其中一种，此外还可有心脾两虚、痰火内扰等证型，故上述所举之例并不是治疗这种疾病的万能神药。

注意力缺陷多动症患儿的康复需要药物治疗、行为治疗、心理治疗、运动治疗相结合的综合治疗方案。所以，家长们除了寻医问药之外，还要对孩子无意识"不听话"的表现保持耐心、恒心。作者在网上看到一个注意力缺陷患儿母亲开的贴吧，记录了每日与患儿的点点滴滴，里面有对孩子"注意力不集中"的忍无可忍，有对应用了很多药物还是没有改善的失望，还有对于孩子周围人怪异目光的无奈。这位伟大的母亲仍然在坚持，坚持记录自己与孩子疾病之间的较量，似乎每天她都被折磨得很辛苦，但是她仍然在用关心、耐心、宽容和细心守护着她的孩子。虽然她的孩子还没有痊愈，但是她积极的心态和坚持的关爱对患儿的康复有很大的作用。

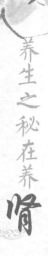

二、成年人生活中的烦恼

——您的"肾"还好吗

你有经常问候你的肾脏吗？你知道怎样跟你的肾脏交流吗？你知道怎样让你的肾脏更好地为你服务吗？有人会说：这几个问题不是难为人吗，肾脏就算有在说话，谁又听得懂"肾语"呢？《黄帝内经·素问》中说肾"其华在发""其充在骨""在窍为耳""腰为肾之府"等诸如此类。其实肾脏在体表有很多张说话的嘴巴，他的表达也不是只用一种方式，这一节就是告诉大家一些肾脏的"语言"。

1. 头发，干枯易折——发，肾之外候也

肾，"其华在发"。"华"是荣华外露之意，所以说头发是肾脏的外候。发的生长发育，赖血以养，故称"发为血之余"。但发的生机根源于肾，因肾藏精，精化血，精血旺盛，则毛发粗长而润泽。由于发为肾之外候，所以头发的生长与脱落、润泽与枯槁常能反映肾精的盛衰。年轻时，精血旺盛充盈，则发长而润泽，就像洗发水广告里漂亮模特的头发那样光亮照人；衰老、肾气不足或其他各种原因所致的精血衰少，则毛发干枯易折、变白且脱落，就像洗发水广告里模特应用洗发水前枯草般的效果。

"肾，其华在发"，是古人总结下的一种与肾脏"交流"的方式。但随着时代的变迁、社会的进步，现在能够影响到头发生长状态的因素并不是只有肾脏、精血这么简单。烫发、染发等人为因素也会让发质发生改变；某些疾病也可以导致头发发生变化，如贫血、甲状腺功能亢进等。这里建议烫发、染发越少越好，自然的才是最美的。

我们经常会感慨，为什么现在周围年轻人的头发有点"老相"，不是

头发干枯、毛躁、没有光泽，就是"早生白发"。这些都因工作、精神压力大、熬夜加班、读书暗耗精血，肾精不足，精血亏虚，无法上荣头发，"发为血之余"，所以精血不足就会反映在头发上。当头发出现问题时，大家最常做的事情就是换洗发水，做一些头发护理，因为这是最直接、最简单、最"广告"的方法。不针对病因治疗那是不行的，治本需要好好休息，放松心情，吃点黑色的食物、滋阴养血的药物或补品。此外还可以做做头部按摩，促进头部血液循环，利于头发健康生长。有人总是说我要赚钱不能休息，如果命都没了拿什么赚钱？没有什么比生命还重要啊。

如果经过一段时间的调养，情况还是没有好转或是还伴有其他不适，应该及时就医，不要忽视了头发传达出的健康信息。

2. 顽固的黑眼圈——"肾"病的苗头

黑眼圈是困扰很多人的问题，大家都会认为是熬夜工作、长期面对电脑或是心灵疲累等原因造成的。长期与黑眼圈抗争的读者也知道，很多时候黑眼圈并不是睡一觉或是用点眼霜就可以抹去的。

黑色属肾，黑眼圈在中医理论中多为肾虚，肾黑之色上浮。肾虚又有肾阴虚和肾阳虚的不同，肾阴虚的表现以腰痛、眩晕耳鸣、失眠、男子遗精、妇女经少或者崩漏、心烦、手脚心热等为主；肾阳虚以腰痛、怕冷、精神萎靡不振、眩晕、男子阳痿、妇女不孕等为主要表现。肾阴虚多用六味地黄丸；肾阳虚多用《金匮》肾气丸。两药是有区别的，如果用反，则会适得其反。

形成黑眼圈的原因可归为四类：一是不良的生活习惯，如长期熬夜、喝过量咖啡、烟酒过量、不注意眼部保健、过度用眼等。二是精神压力、工作压力过大、精神紧张也可出现黑眼圈。三是妇科疾病，妇女月经不调、功能性子宫出血等；肾阳不温，寒湿带下（表现为白带量多、无明显臭味，可伴有四肢乏力）也可造成黑眼圈。四是一些慢性病，如长期消化、吸收功能

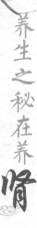

不良的慢性胃炎或肝功能异常往往也是黑眼圈的常见原因。

眼周皮肤较薄，血管相对丰富，所以身体稍有不适这里都会很明显的表现出来。黑眼圈有时候不仅仅是熬夜形成的那么简单，尤其是那些眼霜抹不去、睡觉消不掉的熊猫眼，正是身体通过这样的方式向你传达他的不满。平日里不要忽视黑眼圈传达的愤怒，关注自己的身体状况，守护健康，因为疾病已经向你走来。

3. 斑纹过早爬上你的颜——提前衰老，肾之过

"驻颜有术，长生不老"是每个人的梦想，不论是平民百姓还是拥有绝对权力的秦皇汉武，亦或是神通广大的孙悟空都逃不过这个梦想的羁绊。我们能够努力保持年轻的心态，但是面容总是不知不觉的衰老，尤其是斑与皱纹总是在不经意间就爬上了我们的脸。

斑，有很多种，此处主要讲的是黄褐斑。黄褐斑，很讨厌，究竟这黄褐斑是如何形成的，现代科学研究的还不是十分清楚，多认为与内分泌失调有关。黄褐斑多见于女性，尤其是月经不调时、妊娠期和更年期，是黄褐斑易患的"高危期"。因为这些阶段是身体内环境改变较大、较快的时期，内分泌功能在这些时期不稳定。月经不调、妊娠期和更年期都与中医的"肾"关系密切。

中医认为，月经不调，肾阴肾阳充盈无定时，机体阴阳失衡，气机郁滞，血瘀于上，浮于颜面，则发为斑。一般妊娠时出现的黄褐斑会在分娩后随着身体气血阴阳平衡的恢复渐渐消失。更年期，大致是女子七七，即49岁前后，肾阴阳俱虚，天癸竭，机体又一次经历气血阴阳失衡的状态，所以成为了黄褐斑容易生长的时期。

长了黄褐斑怎么办？我当然要告诉你补肾是关键。其实，黄褐斑的形成还与肝、脾功能相关。肝藏血，以血为用；脾摄血，为气血生化之源。月经、妊娠、更年期机体气血阴阳的变化离不开肝、脾的调节。黄褐斑出现

了，补肾是关键，同时也要调整肝、脾。滋补肾阴，美容养颜，我不得不再次提及六味地黄丸。作者曾听说过有患者坚持吃了半年的六味地黄丸，黄褐斑就不见了，白发变黑发，这怎能不令人感到神奇呢！所以，与黄褐斑长期抗战的人如果同时伴有肾阴不足的症状，诸如腰膝酸软、潮热、盗汗等可以一试，但肾阳虚的患者就不要用了。

与黄褐斑相比，皱纹似乎更不可抗拒，一旦皱纹出现很难自然消失而不继续发展下去。有观察研究表明：25岁左右眼角可能出现浅小皱纹、眼袋等；30岁左右额部皱纹加深增多，外眼角出现鱼尾纹，上下睑皮出现不同程度的皱纹；40岁则出现鼻唇沟加深，口角出现细小皱纹，颈部皱纹也跟着显现出来；50岁则眼袋加深并出现下睑纹，上下唇也出现皱纹；到60岁则全颜面弹力下降，颜面皱纹加深。皱纹是机体衰老的标志之一，人体的衰老与肾精减亏有关，所以在皱纹出现之前，养好肾，可保持年轻的面容。不要等到皱纹已经出现之后再临时抱佛脚，因为皱纹一旦出现就很难自然消失（非自然消失是指诸如拉皮、除皱术等暂时消灭皱纹的方法）。有的女性朋友喜欢用各种化妆品，但那不是什么上策，可能有人认为这个观点很偏激，可是我们谁能说清化妆品中的具体成分呢。有人说胶原蛋白好，可以增加皮肤弹性。西医学研究认为，胶原增加会造成细胞负担，加速坏死，使用过多胶原最后的结果就是皮肤损伤。再看看中医院皮肤科，女性远多于男性，一问十个有八个是皮肤过敏的，所以个人建议能少用就少用。可以说要想皮肤好，肾好皮更好。

"驻颜有术"，古往今来人们对这个梦想的追求从来没停止过。中医基于古代哲学和对于生命过程的观察对于衰老的认识有着独到的见解，本人比较喜欢明代著名医学家张景岳对于生命衰老的认识："夫人生器质既禀于有生之初，则具一定之数，似不可以人力强者。禀得其全而养能合道，必将更寿；禀失其全而养复违和，能无更大。"在肯定天年、定分、定数之类客观规律的同时，张景岳对《灵枢》天年有定数的解释为"所谓天定则能胜人，人定则能胜天也"，指出人主观能动性的重要性。所以衰老并不可怕，每个

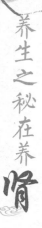

人都会经历，只有科学的生活方式、积极年轻的心态，才会让我们在与衰老的斗争中走得更远。

4.眼睛，为何雾里看花——瞳子精充，眼睛亮

《灵枢·大惑论》中论述说："五脏六腑之精气，皆上注于目而为之精。精之窠为眼，骨之精为瞳子，筋之精为黑眼。"眼睛是脏腑精气所注，视物不清是精气不充的表现。我们都有这样的体会，精力充沛的人眼睛亮，病入膏肓之人双眼无神，就是此理。而老花眼又称"视敏度功能衰退症"，最直接表现为近距离阅读模糊、疲劳、酸胀、多泪、畏光、干涩及伴头痛等症状。俗语有云"四十七八，老眼昏花"。老花眼，是人体衰老的标志之一。中医对于老花眼的认识主要为肝肾阴虚，精血无以上充于目，瞳子失养，故出现视物不清。肝肾精充之人就不会出现这种状况，这就解释了为什么有的老年人即使年龄很大眼神还很好。

《证治准绳·杂病》中指出："若人年五十以外而目昏者，虽治不复光明。"这个论断是400多年前中医对于老花眼的认识，虽然并不是完全正确，但客观的指出老花眼一旦出现就不会再自然恢复。所以应该在老花眼出现前做适当的预防，比如在肾精衰退或是有暗耗精血因素（如熬夜工作、思虑过多、房事劳频等）存在之时及时补肾；在老花眼刚刚出现之时就去医院及时配戴老花镜，防止老花眼的进展。

"雾里看花"，除了常见于老花眼，还可见于白内障、青光眼、颅内病变等。所以视物不清时，尤其是中老年人不要武断的自我"确诊"为老花眼而失去诊治的最佳时期。排除其他疾病后，再用补肝肾之精的方法，用些具有清肝益肾明目的药物，如菊花、枸杞子、麦冬等代茶饮；或是以形补形，适当适量的食用某些动物的内脏，如羊肝等；还有个方法，就是把羊肝跟蒺藜一起蒸着吃，或者用羊肝蘸着蒺藜末吃。

5. 耳朵，犹有蝉鸣——肾和，则耳能闻五音

耳边常常自觉有蝉鸣之音，这多是肾精不足造成的。我们可以这样理解，如果把人视为一部机器的话，肾精就是润滑油，肾精不足，机器运转时一些零件就会相互摩擦，出现异常的声音，所以耳朵就会听到这个不健康的信号。明代张景岳在《景岳全书》中有云："肾气充足，则耳目聪明，若多劳伤血气，精脱肾惫，必致聋聩。故人于中年之后，每多耳鸣，如风雨，如蝉鸣，如潮声者，是皆阴衰肾亏而然。"耳为肾之窍，"肾不和"就会通过耳朵这条信息通道表达出来。因为耳朵上还有其他经络循行，所以耳鸣也可以与其他脏腑失调有关。但肾为耳之所主，耳鸣主要反映肾虚不足之证。再有，现在比较流行的一种身体全息疗法，比如脚是人体的缩影，按摩脚上相应的穴位可以治疗多种疾病。其实耳朵也是一样，也是微缩的人体，按摩不同位置可以辅助治疗各种疾病，如压豆法等。

西医对耳鸣的发病机制尚不清楚，但是很多疾病均可导致耳鸣的发生：耳部疾病，如耵聍栓塞、耳道炎症及梅尼埃病等；全身疾病，诸如高血压、脑供血不足、糖尿病等也会出现耳鸣的症状。中医有"聋为鸣之渐，鸣为聋之始"的说法，所以耳鸣出现时，也应该及时就诊，明确病因，针对性治疗，防微杜渐。

治疗耳鸣首先是要针对病因治疗；其次要注意休息，放松心情，保证足够的睡眠。耳鸣中医辨证主要是肾虚，肾不和则耳失其聪。调节肾脏功能，除了吃些滋养肾精的药物如各类地黄丸外，还可通过穴位疗法如针灸、药物贴敷等来调节。无论什么疗法，目的都是使肾和、使耳聪。

6. 健忘，谁动了我的记忆——肾精虚，脑髓不充

健忘是指记忆力减退、遇事善忘的一种病证。我们常说某人"穿鞋找

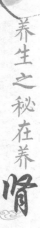
鞋"，忘了，没办法！

中医历代医家认为此病病位在脑，与心肾两虚、气血阴精不足有关。《医方集解·补养之剂》云："盖心脾主血，肾主精髓，思虑过度，伤及心脾，则阴血损耗，神舍不清；房事不节，精亏髓衰，脑失所养；年高神衰，五脏俱衰，神明失聪，皆能令人健忘。"所以健忘从中医"肾"的角度看来，主要是肾精不足，髓海失聪，脑失精明所致。

西医对于健忘的病因尚不清楚，一些学说认为：一是器质性健忘，主要是指记忆神经本身出现了问题，诸如脑肿瘤、脑外伤、脑炎等造成的记忆力减退；或是全身疾病，诸如代谢性疾病、营养不良等。二是功能性健忘，主要指记忆神经的功能出现了问题，如课业负担较重，需要记忆的东西在大脑皮质留下的痕迹不深造成的记忆力减退，这也是应试学生、上班族常常遇到的问题。

器质性健忘当然要针对病因进行治疗，而功能性健忘则可以通过改变工作学习方式、中药调理等帮助恢复。针对肾精不足、脑髓不充所致的健忘，中医的主要治疗原则是填精补髓，就是俗话说的"补脑子"。可以"补脑子"的药食有很多，如具有益精填髓功效的中药、坚果类的食物、动植物蛋白等。其实，我们可以每天用大木盆倒上热水泡脚10分钟以上、轻揉耳朵5分钟以上，效果比吃药好得多，还没有肝损害，这就是中医简便验廉的优势所在。我们可以吃些核桃仁、鸡蛋黄、动物脑等，都有补脑的作用。

7. 夜晚，您辗转难眠吗——心肾相交，睡得香

夜晚，辗转反侧，难以入眠，越是想睡越是睡不着，这样的经历你有过吗？经历过的人都不会忘记这样的痛苦。有人说，"失眠是危害人类健康的第一大杀手"，虽然不能确定这句话的科学性，但是绝大多数的成年人应该都经受过失眠的折磨。失眠，中医称"不寐"，是以经常不能获得正常睡

眠为主的一类病证，主要表现为睡眠时间、深度的不足，轻者入睡困难，或寐而不酣，时寐时醒，或醒后不能再寐；重则彻夜不寐，常影响人们的正常工作、生活、学习和健康。

中医认为，人之寤寐，由心神控制，而营卫阴阳的正常运行是保证心神调节寤寐的基础。当肾水不足，无以上济心火时，则心神失养，神不安宁，出现失眠，即所谓的"心肾不交"。中医论述看着很深奥，简单地说，就是我们有闹心事、烦心事容易上火，这火是我们心理负担重引起的心火，制约心火的是肾水，肾好比是消防队，主管灭火，肾脏不虚，经过自身的心理调节，第二天可能就恢复了；如果肾脏虚弱，没有精力管灭火的事，无法调节心火，就会发生神经衰弱，以致失眠，若夜夜失眠，那可真是大病的前兆了。

现代医学将造成失眠的原因总结为五点：一是环境因素，也就是所谓的"恋床"，习惯的睡眠环境突然改变会引起失眠。二是饮食因素，如睡前饮茶、饮咖啡，或是吃的过饱，即中医讲的"胃不和则卧不安"。三是精神因素，包括因某个特别事件引起兴奋、忧虑所致的机会性失眠。四是情绪因素，情绪失控可引起心境的改变，这种改变尤其会在情绪不稳时表现出来，可以由某些突发事件引起，如特别的喜事或特别悲伤、生气等都可导致失眠。这种因突发事件引起的失眠只是一种现象，可能是偶然发生的、暂时的，而更严重的失眠则是长期存在睡不好的现象，他们的情绪持续处于低落状态，如紧张、害怕、担心、怀疑、愤怒、憎恨、抑郁、焦虑等。这些情感不仅占据他们白天的感觉器官，就连晚上也欲罢不能。五是疾病药物因素，在某些病痛的影响下会出现入睡困难；安眠药、烟酒的戒断症状也会导致失眠。

看看周围失眠人的数量，就知道失眠是个难治性疾病。目前对于失眠主张药物、心理、行为综合治疗。个人认为，长期吃解郁安神并带有依赖性的西药只能治疗一时；心理调节可以是长期的，但患者长期失眠已经身心俱疲，所以个人对西医这种治疗方案不敢苟同。中医治疗失眠的准则就是调整机体的阴阳平衡，中药、针灸、理疗都有很好的疗效。失眠还应注意个人良好睡眠习惯的养成，早睡早起，睡觉前不要饱食，睡觉前不能喝浓茶、咖啡等，睡前尽量避免运动及令人兴奋的活动等。对于失眠引起的心理障碍，还应积极地接受心理疏导。补肾不一定吃药，饮食清淡也能补肾；做做肾脏保健操，如手掌轻擦后腰每天 3 次，每次 5 分钟，后背紧靠墙上下做蹲起 3 分钟，都能取得很好的补肾强肾的作用。

8. 腰酸膝软是为何——腰为肾之府

腰酸膝软，是肾虚的典型症状，也算得上是肾虚的代名词。《素问·脉要精微论》中说："腰者肾之府，转摇不能，肾将惫矣。"这段话很好理解，就是说腰是肾脏居住的地方，腰酸、活动不便是肾脏将要累坏了的表现。肾有阴阳之分，肾阴虚时，肾府内亏，骨骼不充，可以出现腰酸膝软的症状；肾阳虚时，肾阳不能温煦腰膝，亦可以出现腰膝酸软的症状。

西医与中医对于肾脏解剖的认识大致相同，都是居于腰中，故从里到外有很多种原因可以导致腰痛。首先是肾脏本身的疾病，如比较常见的泌尿系感染、泌尿系结石等。二是盆腔器官主要是生殖器疾病，如盆腔炎、子宫肌瘤等都会引起下腰部的疼痛。三是腰椎病变，如老年人常见的骨质疏松、椎管狭窄等。四是腰肌劳损，长期站立劳动或经常背重物，腰部压力过重，腰部肌肉韧带伸展能力减弱，出现腰部疼痛；此外孕妇通常会出现腰痛，除了肾精养胎，肾府不荣，还与腰部压力过大，腰肌劳损有关。西医学目前还没有明确的证据说明膝软无力与肾脏的关系，多认为是老年退行性病变，如骨质疏松、肌肉劳损等。

出现腰膝酸软后，不要马上给自己扣上"肾虚"的帽子，要留意一下身体其他器官有无不适或异常的表现。如果尿液与往常不同，例如颜色变深变红或是出现泡沫，往往提示泌尿系统疾病，应该及时就诊；如果女性腰痛伴有月经的变化和下腹部疼痛，就应该去妇科排除一下妇科疾病；如果腰痛在某些体位时出现或者加重，就应考虑腰椎或者是腰部肌肉的问题。在排除了上述疾病之后，如果腰膝酸软还伴有潮热盗汗、五心烦热等症状，那可能就是肾阴虚；如果伴有畏寒肢冷、下肢尤甚、面色㿠白、性欲减退等症状，就是肾阳虚。治疗上，针对病因，可以偏补肾阴、肾阳，或是肾阴阳并补。

9. 恼人的"起夜"——源于肾气亏虚

正常成人每天白天排尿 4~6 次，夜间 0~2 次，次数明显增多称尿频；夜间排尿次数增多就是所谓的"起夜"。肾气充足，固摄功能正常发挥，储藏于膀胱的尿液能够有度的排泄。若肾气虚弱，固摄无权，则可以出现尿频的症状。夜晚阳衰阴盛，机体阳气较弱，故肾虚者夜尿频多的症状较为明显。

"起夜"西医认为是肾功能受损的早期表现。如果是男性，西医可能说那是前列腺大了，人如果上了年纪则是退行性变化，可以吃吃药但没有什么好的办法。

从原理上看，肾脏血管丰富，夜晚平卧时，肾脏内负担了比白天直立时更多的血液，所以当肾功能受损时，肾脏的"净化"功能就相应减退，尿液会明显增多。肾脏的"净化"作用主要是靠毛细血管的滤过作用，尤其是高血压患者，由于长期的高血压造成血管内皮的改变，影响肾脏净化的作用，产生尿液增多就更加明显，所以当高血压患者出现夜尿增多时，一定要注意肾脏的保护。引起夜尿增多的原因还有炎症刺激因素，如膀胱炎、尿道炎、外阴炎症等，一般都会同时伴有尿频、尿急、尿痛等症状；再者是精神神经因素，有些人会因为情绪紧张、焦虑出现夜尿增多，俗称"神经性尿频"。

中医治疗夜尿频多，多从肾气不足入手，补肾气，固涩止尿，这类方剂很多，这里就不一一介绍了。因为处方是要中医医师经过辨证论治后开出

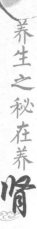

的，每个人情况不同，随便开药、推荐药物是不负责任的；在治疗上，结合其他症状针对性的用药，或采用针灸、推拿等方法都很有效。

10. 为什么总是怕冷呢——肾阳虚的"寒冷状"

有些人总是怕冷，测测体温还没有发热，对冷总是很敏感，穿的衣服要比其他人多些，手脚总是冰凉。这类人在中医体质学说中被归为阳虚体质。日常生活中老年人都比较怕冷，这是为什么呢？气，有阴阳之分，发挥温煦作用的是阳气，阳气气化产热，维持人体体温的相对恒定。若阳气不足，产热过少，就会出现畏寒怕冷的症状。简单说，肾阳就是全身阳气的"发动器"，当肾阳虚时，也就是"发动器"电力不足时，全身的阳气就会生成不足，阳气温煦全身的作用也相对降低，于是肾阳虚的人就会出现怕冷、手脚发凉的寒象。

西医对于怕冷的解释主要有四种：一是"冷感症"，就是一种冬季出现手脚发凉的病症，常见于更年期女性。二是缺铁，美国生理学家对 50 名身着泳装的妇女进行耐寒测试发现，那些最怕冷的妇女大多数体内"铁"质不足；一旦给他们补充铁质，症状会大大改善。三是甲状腺素分泌减少，甲状腺素具有加速糖、蛋白质以及脂肪燃烧释放能量的作用，同时还会使心率增快，血压升高，皮肤等外周器官的血液循环加快，热量增加，所以体内甲状腺素减少时容易让人产生寒冷的感觉。四是低血压，末梢血液循环不良，出现四肢不温、怕冷的表现。

怕冷虽然不是什么大病，但确实是身体不健康的表现。中医在治疗上以温补肾阳为原则，可以药食同补，对于缺铁或者贫血的患者还需要适当的补铁、补血。中医认为"动则阳气生"，适量的运动能够振奋阳气，助阳生热，也易于机体阳气的恢复，驱走寒冷，更是经济适用的方法。

11. 男女之事，索然无趣——命门火衰，性欲减退

性欲减退是指以性生活接应能力和初始性行为水平皆降低为特征的一种状态。女性叙述性欲减退者比男性多见，文献报道男性为 16%~20%，女性为 20%~37%。正常情况下，男性在进入青春期后性欲达到顶峰，30~40岁开始性欲减退，50 岁起性欲明显减弱，但性功能却能保持到 70~80 岁，只是性欲减退而已，并未消失。女性的性欲 30~40 岁才达到高潮，绝经后逐渐减退，60 岁以后明显减退。

中医关于"命门"的学说有很多，但在命门的生理功能与肾息息相通的认识上是基本一致的。历代医家大多认为命门与肾同为五脏之本，内寓真阴真阳；肾阳就是命门之火，肾阴就是命门之水。肾藏精，肾主生殖，命门火衰，下元不温，生殖器官失于温养，生殖功能低下，可以表现为性欲减退、不思男女之事。

"性冷淡"不仅影响婚姻生活的质量，还会成为对男女双方身体健康不利的因素。治疗性冷淡的小广告随处可见，其中打着"纯中医中药"字号的也占大半。确实中医治疗性欲减退有很好的疗效，主要以暖身壮阳、益精填髓为主。但不可轻易相信小广告，还应去专业医院就诊。西医认为，性冷淡还与心理因素、泌尿系感染、药物以及不良的生活习惯有关，所以用药的同时还应对上述疾病加以纠正。

12. 预防针也抵挡不住的感冒——免疫力低下，肾虚惹的祸

感冒，每个人都多次、反复的经历过；鼻塞、流涕、喷嚏、咳嗽、头痛、恶寒、发热、全身不适，这些症状会搞得人苦不堪言。所以在季节变化的时候或是流行性感冒盛行的时候，许多人都会主动去打预防针，提高自己

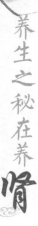

的抗病能力，但有些"弱不禁风"的人还是会感冒，这是为什么呢？西医说是免疫力低下；中医认为与卫气不足有关。

卫气，即保卫、护卫之气。卫气具有防御外邪入侵的作用。现代研究认为，卫气是一个多系统功能整合的概念，与神经、内分泌、免疫调节网络有着相当密切的关系，体现在机体的能量代谢、体温调节及卫外的屏障功能上。卫气之虚，实因肾中火弱。温阳益肾，以实卫气，乃为正治。简单说来，人好比一棵树，肾是树之根，卫气好比树干，树根强壮，树干坚固才能枝繁叶茂。所以，要防止反复感冒，应该通过补肾、补卫气来提高免疫力，才能解决根本问题。"正气存内，邪不可干"，肾气充沛，抵抗力强就不感冒了。

三、尿液的变化

——肾脏的诉说

肾是机体的主要排泄器官，可以将肾理解为是人体的"净化器"。肾的"净化功能"主要体现在尿液的生成和排出上。肾脏内有丰富的毛细血管网，是体内血液循环的必经之地，全身的血液都要在肾脏密布的毛细血管网中经过千千万万的"沟沟绕绕"，经过"层层叠叠"滤过膜的反复滤过，血液中的代谢废物就形成了尿液，而血液中的有用成分还会留在血液中回到体循环，继续在体内运行。

中医认为，肾为主水之脏，集聚于肾的水液在肾的气化作用之下，被泌别成清者和浊者两部分。可以说肾脏像是收废品的，但是废品中也有金子，剩下的实在没有用武之地的物质，只能化为尿液排出。所以尿液为肾脏所出，肾脏功能的变化就会明显的反应在尿液成分、颜色、性状的变化上。所以，尿液就像是肾脏的语言，表达着肾脏的喜怒哀乐。

1. 尿中泡沫多——小心蛋白尿

正常新鲜的尿液应该是淡黄色、透明液体，尿液表面张力很低，形成气泡较少。由于各种原因尿液中成分发生改变时，尿液表面张力增高，气泡就会增多。当肾的滤过功能出现问题时，生成的尿液成分发生了改变，就会出现泡沫尿。引起尿中泡沫多的原因有很多种，最常见的就是蛋白尿。另外，糖尿病患者的尿液中因为含有糖、酮体，可以增加尿液的张力而出现泡沫，还有当泌尿道中含有产气菌的时候，也可以出现泡沫尿。

泡沫尿最常见的原因是蛋白尿。健康人尿液中蛋白质（多指分子量较小的蛋白质）的含量很少（每日排出量小于 150 mg），蛋白质定性检查时，呈阴性反应。血液中含有很多种功能不同的蛋白质，每种蛋白质的分子大小不同，在经过肾脏这个"净化器"时，正常情况下是不会从血液中滤出的，但当滤过膜出现问题时，有用的蛋白质就会从血液滤到尿液中排出体外。在中医理论中，蛋白质可以视为精微物质的一种，当肾的气化蒸腾功能失调时，肾脏的水液不能升清，而都随着浊液生成尿液排出体外。无论是从西医还是中医的角度，肾在生成尿液的过程中都扮演一个"筛子"的角色，筛子里面是机体需要的成分，筛子外面是机体产生的废物，当"筛子"破了或是我们机体需要的某些成分发生性状变化时，尿液中就会出现不该出现的物质了。

出现蛋白尿的原因有生理性的，也有病理性的。生理性的，常见于剧烈运动、发热、寒冷、精神紧张等状态时，此时出现的蛋白尿多为一过性的，程度较轻，持续时间短，诱因解除后消失。病理性的，多为肾脏疾病，如肾小球肾炎、肾盂肾炎、肾病综合征等；或是其他疾病累及到肾，如糖尿病、高血压、系统性红斑狼疮等。与肾脏无关的蛋白尿，最常见于下泌尿道疾病，如膀胱炎、尿道炎、尿道出血等；还有就是导致蛋白质分子量异常的溶血性贫血、挤压综合征，或是比较少见的多发性骨髓瘤、浆细胞病、轻链

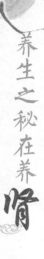

病等。所以当小便中气泡特别多，气泡大而且持续时间较长时，一定要小心蛋白尿，应该去医院查明原因。

中医古籍中没有关于蛋白尿的论述，但是蛋白质作为一种精微物质出现在尿液中，多责之于肾阳气虚，不能蒸腾升清，治疗上多以温补肾阳、分清泄浊为原则，进行辨证施治。

2. 尿液颜色加深——泌尿系统出问题

尿液在肾脏生成后要经过肾盂、输尿管、膀胱、尿道排出体外。尿液这一路走来也将泌尿系统的健康信息记录了下来。影响尿液颜色的因素就两个：一是水少了；二是"染料"多了。水少了，很好理解，对生活较为细心的人会注意到，人每天清晨第一次排出的尿液颜色相对较深，这是因为肾脏在夜间产生的尿液比较少，加上一夜的睡眠使人体处于相对脱水状态，所以清晨的尿液颜色较深。这是正常现象，多喝些水，下一次的尿液颜色就会变浅。尿液的成分有许多，称得上"染料"的主要有尿胆红素、红细胞。如果近期食用了 B 族维生素，或是甜菜根、胡萝卜等一些带有天然色素的蔬菜水果，就会让尿液的颜色变深，尤其是吃了大量的红蘑菇，尿就会发红色，而大量喝水就会将这些自然无害的"染料"带到体外。这是正常的，不要害怕。

做人处事要"察言观色"，守护健康也要会看尿液的"脸色"。如果尿液的颜色变深，持续时间较长，与饮食、饮水量无关，尿液的这个"脸色"就是在提示我们身体的健康出了问题，应该及时去医院诊治。如果改变尿液颜色的主要成分是胆红素的话，那就是消化系统有问题，这个在本册书中不做详细论述；如果改变尿液颜色的主要成分是红细胞，那就与肾密切相关。

正常情况下，尿液里不应该有红细胞，当 1000mL 尿液中含 1mL 以下的血，肉眼不能辨认，仅微浑；含 2mL 血，尿呈轻微红色；含 4mL 血时则有明显血色；尿经离心每高倍视野中有3个以上红细胞有病理意义。尿液在正常情况下不应该出现红细胞，而出现红细胞的原因发生在尿液生成、排出的任何一个环节中。

现代医学将血尿的原因分为肾小球性和非肾小球性。肾小球是肾功能的最小单位，如果把肾脏比作"筛子"，那么肾小球就是执行肾脏"筛子"功能的"筛孔"。所谓"肾小球性血尿"就是指"筛孔"出了问题，如自身免疫性肾病、系膜增殖性肾炎、局灶性肾小球硬化症、肾囊肿、多囊肾等。而"非肾小球性血尿"可以由全身性疾病引发，如出血性疾病；或是物理化学因素，如药食过敏、放射线照射等；最常见的还是泌尿系统疾病，如各种感染性疾病（肾盂肾炎、膀胱炎、尿道炎）、结石（肾、膀胱、尿道）、结核（肾、膀胱）、先天畸形、肿瘤等。

中医有个病名叫"血淋"，是指小便颜色深红，热涩刺痛，或夹有血块，疼痛满急加剧。血淋多为湿热下注膀胱，热甚灼络，迫血妄行。治疗上以清热通淋、凉血止血为原则。中医的血淋与泌尿系疾病的症状很相似，但不能完全的与西医所说的血尿画等号。

3. 尿频尿急——肾功能不全的早期信号

尿频尿急，不是前列腺的问题吗？怎么又成为肾功能不全的早期信号了呢？常看广告的人应该会有这样的疑问。肾功能不全是由多种原因引起的，肾小球严重破坏，使身体在排泄代谢废物和调节水电解质、酸碱平衡等方面出现紊乱的临床综合症候群。肾是人体的净化器，净化器坏了，应该滤不出水来，但是人体的净化器较为高级，当机体内应该排出的代谢废物没有排出体外时，净化器就会代偿性的加快代谢，所以会出现一过性的尿频尿急。作为肾功能不全的早期信号，尿频尿急持续的时间不会太长，只是肾功能不全这场悲剧序幕短短的片段。

"尿频尿急"，因为广告的原因而被大家认为是前列腺疾病的代名词，

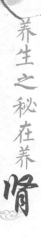
其实引起尿频尿急的原因还有很多，可以是尿量增加、炎症刺激、结石或异物刺激、膀胱容量减少，也可以是精神神经性尿频尿急，如癔症。所以"尿频尿急"不要一味地相信广告，要相信科学。

四、晨起眼睑水肿

——提防肾炎的发生

哭泣、失眠、俯卧、月经来潮前、怀孕、饮食太咸、睡前2小时内喝大量的水，都是第二天早上出现"泡泡眼"的原因。但是当上述原因不存在时出现晨起眼睑水肿，就要提防是不是肾炎在作祟了。当患有肾炎时，肾排泄水、钠减少，导致水钠潴留，就会出现水肿，而眼睑皮肤薄、脂肪少、血管丰富，所以水肿就会最早出现在眼睑以及颜面。如果不只是眼睑肿，颜面也肿了，就要高度提防肾炎，及时到医院诊治。

中医有个证型叫"风水相搏证"。这里的"风水"不是江湖术士看的"风水"，其主要表现是眼睑浮肿，继则四肢及全身浮肿，来时迅速，多有发热、怕冷、小便不利等症状。中医认为是由于体虚受风，邪干于肺，肺失宣降，水道不通，乃致风水相搏，流溢于肌肤而肿，治疗上以宣肺行水为主。

五、血压升高

——也许是肾脏惹的祸

高血压是一种很常见的疾病，与肾脏有什么关系呢？其实有肾实质性高血压和肾血管性高血压两种情况。继发性高血压多继发于肾脏疾病。

肾实质性高血压病是指肾脏"净化器"的功能受损后，肾脏处理水、钠的能力减弱，如果处理不了的水大量蓄积，就会出现水钠潴留。该排出的水钠仍潴留在血管内，就会使血管内的容量增大，对血管的压力升高，即发生高血压；同时水钠潴留可使血管平滑肌细胞内水钠含量增加，血管壁增厚，弹性下降，亦可使血压升高。可以将血管理解为"自来水管"，肾脏是蓄水池的过滤系统，当过滤系统出现问题时，自来水管里的水就会有许多杂质，这样"自来水"的酸性物质过多，会腐蚀水管，如果漏点多了，水泵就需要更大的压力才能把水泵到需要的位置。如肾小球肾炎、慢性肾盂肾炎、先天性肾脏病变（多囊肾）、继发性肾脏病、肾动脉狭窄、肾肿瘤等疾病都会引起肾实质性病变而出现血压升高。

肾血管性高血压是指各种原因导致的肾血管狭窄，使肾脏缺血，激活了肾脏的升压体系（RAAS），使血压迅速升高。形象地说，就是蓄水池与滤过系统连接的水管变窄了，到达过滤系统的水减少了很多，过滤系统就会自动报警，收到报警信号后，整个供水系统就会增大对过滤系统的供水量，但是整个供水系统是没有选择性的增大每一条水管的供水量来达到这个目的的，所以这个时候水管受到的压力就增大了。引起肾动脉血管狭窄的原因主要见于多发性大动脉炎和肾动脉粥样硬化。

高血压的中医辨证中有一种证型是肾精不足证，本证型的患者可见眩晕日久不愈、精神萎靡、腰酸膝软、少寐多梦、健忘、两目干涩、视力减退、耳鸣齿摇等肾精不足、髓海空虚、脑失所养的证候。治疗上以滋养肝肾、益精填髓为主。还有一种常见的肝肾阴虚，肝阳上亢型高血压，就要滋补肝肾，平肝潜阳了。

六、哪些因素会诱发肾病

——肾脏，小心"飞来的横祸"

每个人约有 10 万根头发，而每个肾脏约有 100 万个行使肾脏功能的肾单位。肾单位好比碳颗粒滤过器中的一个碳颗粒，相比之下可见每个行使肾脏功能的肾单位是多么渺小，多么的脆弱。许多微小的变化都会影响到肾脏"工人"的安危，进而影响到整个肾脏的工作效率。影响肾脏"工人"的有害物质主要有三大类。

一是细菌、病毒。单从大小上看，细菌、病毒之于人体是"四两拨千斤"，会使人感冒而影响工作效率；细菌、病毒作用于肾单位可谓是"半斤对八两"，两者PK后的结果就不止肾脏"工人"感冒这么简单了，有可能被破坏后就永久的失去了"工作能力"，进而影响了整个肾脏"工厂"今后的工作效益。

二是食物。物质生活水平的提高改变了我们原有的饮食结构，很明显的就是餐桌上鸡、鸭、鱼肉多了，五谷杂粮蔬菜少了。在我们的嘴巴享受美味的同时，我们的肾脏却在经历着超负荷工作的"浩劫"。当血液中糖类、脂肪、蛋白质的含量升高时，肾脏就要承受更大的工作负荷。肾脏"工人"也是有疲劳极限的，谁都不知道什么时候会是"压垮"肾脏的最后一口"美食"，所以为了自己的健康，应该适当的给肾放放假。食品添加剂对于肾脏"工人"的毒害，近年来也屡见不鲜，这些有毒物质多数会让肾脏"工人"永久的失去工作能力，使肾脏出现不可逆转的损害，出现"尿毒症"。蔬菜中的农药残留如果长时间浸泡是相对好去除的，这也是吃蔬菜的又一个好处吧。

三是药物。绝大部分的药是先经肝脏解毒，后经肾脏排泄的，所以肾脏和肝脏一样，为机体中毒易感器官，容易受到损害。能够造成肾脏损害的常用药物有抗生素及其他化学治疗药物、非类固醇类抗炎镇痛药、抗癫痫药、肿瘤化疗药、各种血管造影剂、金属及其黏合剂等。所以在治疗疾病的时候也要小心肾脏"工人"中毒。在疾病治疗中，让医生最头痛的就是肝肾功能有问题的患者。

除细菌、病毒、药食原因外，过敏元素、放射性物质等不良因素的侵害也会影响到肾脏功能。从中医理论出发，引起肾脏病的原因无外乎内因和外因两个方面。内因有三：一为肾之阴阳气血失衡，导致肾之功能异常；二为"久病及肾"，其他脏腑疾病累及肾脏，正所谓"城门失火，殃及池鱼"；三为内伤情志，"恐伤肾"，恐则气下，肾气固摄功能失常。外因侵扰一定是基于内因失调而发生，即《内经》所说的"邪之所凑，其气必虚"，就是说外邪既然可以侵扰，一定是人体内的正气已经不足，正气不足即正气虚。为此，内因失调一定是肾脏起病的主要原因。

此外，饮水不足也是肾脏的一大危害。医学界认为，人体实际上是个水体，且中医说"肾为水脏"，所以肾脏常常会因为饮水不足而出现肾阴不足。滋阴派的著名论断说"阴常不足而阳常有余"，往往肾脏病的初期会出现因为体内缺水而导致的阴虚阳盛证候。为此，不应该忽视饮水不足对肾脏病的诱导作用。

综上所述，肾脏很脆弱，保护肾脏要提防细菌、病毒的侵害；要在饮食中减轻肾脏的负担；要在治疗其他疾病时防止肾脏"中毒"；要注意情志调节，不要"吓"坏自己的肾；要多喝水不要让肾脏遭受"旱灾"的影响。

七、前列腺综合征

——男人也会絮絮叨叨

临床上经常有中年男性患者来就诊，在接诊的过程中发现他们大多表现为情绪紧张不安、精神压力大。多数患者口述有腰酸腰痛、尿频、尿急、尿痛、容易出汗、夜眠不实多梦、身体疲惫、乏力畏寒等症状，他们经常过分地关注自己的身体状况。这些患者絮絮叨叨，没完没了地跟医生说自己的身体情况，不管医生怎样耐心地跟他们解释也很难改变他们的怀疑心态，求治心理非常迫切，而且他们对医生的解释和治疗常常报以怀疑态度，陷入一种深深的矛盾之中。这些患者的表现通常跟前列腺不好有很大关系，其前列

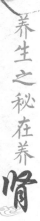
腺彩超经常会显示有前列腺肥大、前列腺钙化（增生）等一系列改变，这些大多是慢性前列腺炎的症状及表现。

慢性前列腺炎中医称为"白浊""精浊"，一般由肾虚、湿热下注所致。其表现多为尿频尿急尿痛、小便余沥不尽、少腹及会阴部胀痛、劳累遇寒及饮食辛辣后加重。治疗以补肾健脾、清热祛湿为主。常用方剂为四妙丸、知柏地黄丸、八正散、草薢分清饮等加减。

俗话说"三分治，七分养"，前列腺患者个人保养是非常重要的。首先，思想上不要有包袱，放松心态，紧张只会加重病情，保证一个平和的生活状态。其次，不要刺激前列腺，如久坐凉处，寒邪刺激；饮食辛辣，湿热刺激；房事过频，经神刺激等。再次，不要憋尿，膀胱感觉充盈，应立即小便。最后，保持清洁，温水洗浴。

前列腺患者饮食应以清淡为主，最好不要吃刺激性食物，多吃清热生津、养阴润燥的食物，如稀粥、梨、花生、鲜山药、百合、莲子、芝麻、核桃、木耳等。

八、高尿酸
——痛风也会"缠"上肾

许多人都认为高尿酸是痛风的标志，殊不知它还会伤及肾脏。那么痛风又是怎样"缠"上肾脏的呢？其实无论高尿酸血症还是高尿酸尿症，均可导致尿酸（盐）在肾组织沉积引起肾脏病变，所以长期高尿酸的后果主要为痛风性关节炎和肾损害，其中关节常有明显的症状，而肾脏病变则是隐匿的。那么我们如何知道自己的肾脏是否被高尿酸"缠"上了呢？

如果您长期血尿酸升高，建议您及时做个尿常规，如果有蛋白尿和少量红细胞那就要小心了。若已经出现少尿或伴有腰痛、恶心呕吐和嗜睡等症状，应及时赴医院就诊。有研究表明，痛风患者患肾结石的概率是正常人群的 200 倍，所以肾脏超声检查也是非常必要的。

如果您已经患有高尿酸，日常生活应注意以下几方面。首先是调整饮食结构，控制肉食、海鲜、蛋白质的摄入，多吃新鲜菜类及水果和富含维生素的饮食。其次应多饮水，使尿量达 2000～3000mL 以利尿酸排泄，适度增加夜尿量可帮助小结石的排出和控制感染。最后可以通过口服适量小苏打水来碱化尿液。

除了以上方法，如果您兼有腰酸背痛、双目干涩、五心烦热、口干欲饮、大便秘结、舌红少苔、脉弦细，可用归芍地黄汤加减：当归、白芍、熟地黄、山药、山萸肉、泽泻、丹皮、茯苓。若您表现为气短乏力、纳少腹胀、四肢不温、腰膝酸软、夜尿多而清长、便溏、脉沉细、舌胖有齿痕、苔白，可用保元汤加减：黄芪、党参、肉桂、甘草、白术、茯苓、山药。若您兼有关节肿痛、发热、口渴烦热、尿赤、舌红、苔黄腻，多为虚中夹实，可在上述方药基础上加清热利湿药，如苍术、黄柏、牛膝、土茯苓、忍冬藤、生薏苡仁。

九、长期肥胖
——小心肾脏受累

肥胖是一种疾病，指的是体内贮积脂肪超过理想体重 20% 以上，即体重指数 ≥ 28.0kg/m^2；腰围：男性 >84cm，女性 >80cm。那么关于肥胖的危害，你又了解多少呢？肥胖对人体的各个系统都有危害，除了高血压、高血脂、高血糖等这些对心血管、内分泌系统的常见损害外，它对于肾脏也是存在极大危害的，不过这一危害的发生相对隐匿。

多数患者临床无明显症状，只是体检时发现尿检异常而就诊。故肥胖患者除了注意自己的血压、血脂、血糖外，还应该定期检查尿常规。要知道，肥胖相关性肾病临床多以轻、中度蛋白尿为主，且尿蛋白量与肥胖程度

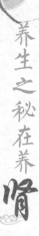

相关。即体重指数越高，尿蛋白含量也会越高。肥胖相关性肾病患者临床多有蛋白尿、高脂血症、高血压等，部分患者还可以出现肾功能不全。由于肥胖，大部分患者还会有痰湿内阻的表现，如倦怠乏力、胸闷气短、腹泻、舌淡胖、齿痕重等。

肥胖患者应多吃蔬菜水果、粗纤维的食物，少吃高糖、高淀粉、高脂的食物，并配合科学的运动来减轻体重，以达到治疗肥胖相关性肾病、减少心血管疾病的风险和降低糖尿病的发生、改善自身生活质量的目的。

十、肾虚还是肾病

——两者不可混为一谈

估计很多人都听过肾虚，也有很多人被中医诊断为肾虚，可是他们做肾脏彩超、肾功能检查时的结果却是一切指标都正常。这不禁让很多人纳闷，我的肾脏检查结果都正常为什么还肾虚？肾虚跟肾病到底是怎么回事？

要弄懂这个事情首先要知道肾虚是中医范畴的。中医认为肾不是人体内的某一单一内脏，而肾的功能也不等同于西医中肾脏的功能。中医认为，肾藏精，促进生长发育，主生殖，主水，主纳气，统司二便，开窍于耳，肾气与冬季相通应等。肾的功能伴随着人的一生，父母之精结合，构成人体；童年时，小孩齿更发长赖肾精充养；待到青春期时，肾精旺盛，女子月经来潮，男子精液排泄，生殖机能成熟；中年以后，肾之精气逐渐减少，体质衰弱，基于此种情况所发生的慢性疾病，中医称之为肾虚。

而西医所说的肾脏是长在腰部的实体器官，它是人体重要的排泄器官，主要功能是过滤排出代谢废物、调节体内电解质及酸碱平衡，还与红细胞的生成有密切关系。肾病是指肾炎、肾囊肿、肾结石、肾肿瘤等疾病使肾脏发生了器质性病变，并且可以通过相关的理化检查、超声检查来明确诊断，跟中医所说的肾虚是不能混为一谈的。

　　中医的肾虚可以由各种疾病所导致，也可以是机体衰老的结果，治疗多通过辨证后以补虚为主；西医的肾病根据肾脏存在的病变进行有针对性的药物或者手术治疗，所以二者不能混为一谈。

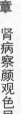

第三章　肾病察颜观色早发现

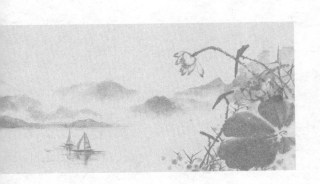

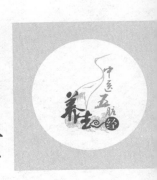

第四章

养肾护肾怎么吃？会吃才是硬道理

一、益肾的食物，固肾的药膳

现在很多人都崇尚黑色饮食，认为色素深的食物营养丰富且有补血功效。而传统中医认为，五行中黑色主水，入肾，尤对肾有养护作用，经常食用可固肾防病、乌发健骨，对流感、咳嗽、气管炎、肾病、贫血、脱发、头发早白等均有很好的疗效。在《本草纲目》中就记录着养肾功能非常好的黑色药材，如黑豆、黑米、黑芝麻、黑木耳、黑荞麦、黑枣等。而像板栗等药食，其归经入肾，故亦有补益肾脏之效，下面就来具体了解一下吧。

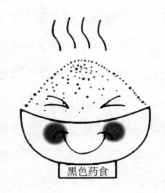

黑色药食

1. 黑芝麻——帮您摆脱白发的烦恼

黑芝麻又称胡麻、油麻、巨胜、脂麻、乌麻，为脂麻科（胡麻科）脂麻属植物脂麻的干燥成熟种子。多在秋季果实成熟时采割植株，晒干，打下种子，除去杂质，再晒干。现我国各地均有栽培。

黑芝麻，性平，味甘，归肝、肾、大肠经。《神农本草经》说，芝麻主治"伤中虚羸，补五内，益气力，长肌肉，填精益髓"。《本草纲目》称"服（黑芝麻）至百日，能除一切痼疾。一年身面光泽不饥，两年白发返黑，三年齿落更生"。

中医认为，黑芝麻具有补肝肾、润五脏、益气力、长肌肉、填脑髓的作用，可用于治疗肝肾精血不足所致的眩晕、须发早白、脱发、腰膝酸软、四肢乏力、步履艰难、五脏虚损、皮燥发枯、肠燥便秘等病症，在乌发养颜

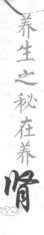

方面的功效，更是有口皆碑。有一老妇人，从二十几岁时便每日服用一小把黑芝麻，几十年如一日，现虽已七旬，其发仍乌黑茂密，比现在一些年轻人的头发有过之而无不及。

从现代营养学看来，黑芝麻富含生物素，对身体虚弱、早衰而导致的脱发效果最好；对药物性脱发、某些疾病引起的脱发也会有一定疗效。黑芝麻的神奇功效，还在于它含有的维生素 E 居植物类食品之首。维生素 E 能促进细胞分裂，推迟细胞的衰老，抵消或中和细胞内衰老物质"自由基"的积累，起到抗衰老和延年益寿的作用。黑芝麻所含有的卵磷脂是胆汁的成分之一，如果胆汁中的胆固醇过高或与胆汁中的胆酸、卵磷脂的比例失调，均会沉积而形成胆结石。卵磷脂可以分解胆固醇，所以卵磷脂可以防止胆结石的形成，故常吃黑芝麻可以帮助人们预防和治疗胆结石，可谓益处良多。最新研究发现，黑芝麻还具有降血脂的作用。黑芝麻的食疗作用早已被大家公认，广受百姓喜爱。

黑芝麻的食用方法和注意事项 黑芝麻外面有一层硬壳，这在人体胃肠道是不能被消化的。如果将整粒芝麻吞入，小小的芝麻就会"穿肠而过"，营养未被吸收而白白浪费掉。故最好的办法就是将其碾碎后吃，使其中的营养素暴露出来，胃肠道才能对其充分消化和吸收。单纯长期服用黑芝麻，大多数人必然觉得油腻，且口感差，若将碾碎的芝麻加入牛奶、豆浆、果汁或粥中搅匀食用，不但营养好、口味佳，而且对"少白头"的白发变黑有良好作用；还可以加点盐，制成"芝麻盐"，蘸馒头、蘸鸡蛋更是在民间流行的食物。

2. 黑豆——肾虚患者的"营养仓库"

黑豆又名乌豆、冬豆子，为豆科植物大豆的黑色种子。其植物为 1 年生草本，花期 8 月，果期 10 月。叶（黑大豆叶）、花（黑大豆花）、黄色的种子（黄大豆）、黑色的种皮（黑大豆皮）等均可药用。全国各地均有栽培。

黑豆性平，味甘，入脾、肾经。《名医别录》载："炒黑豆热，投酒中饮之，治风瘅口噤，产后头风。久食，好颜色，变白不老。"《本草纲目》记载"黑豆入肾功效多，故能治水，消胀，下气，治风热而活血解毒"。

中医历来认为，豆乃肾之谷，黑色属水，水走肾，故有补肾强肾之功，且兼具健脾利水、消肿下气、滋肾阴、润肺燥、治风热而活血祛风解毒、止盗汗、乌发明目以及延年益寿的功能。主治水肿胀满，风毒脚气，黄疸浮肿，风痹筋挛，产后风痉、口噤，痈肿疮毒。肾虚的人食用黑豆有祛风除热、调中下气、解毒利尿的功效，可有效地缓解尿频、腰酸、女性白带异常及下腹部阴冷等症状。

现代医学认为，黑豆含有丰富的维生素，其中维生素 E 和 B 族维生素的含量最高。维生素 E 是一种相当重要的保持青春健美的物质，它能清除体内自由基，减少皮肤皱纹。黑豆还具有高蛋白、低热量的特性，其中蛋白质含量高达 36%~40%，相当于牛奶的 12 倍。黑豆含有 18 种氨基酸，特别是含有人体必需的 8 种氨基酸。黑豆还含有 19 种油酸，其不饱和脂肪酸含量达 80%，吸收率高达 95% 以上，除能满足人体对脂肪的需求外，还有降低血中胆固醇的作用。黑豆基本不含胆固醇，只含植物固醇，而植物固醇不能被人体吸收利用，且有抑制人体吸收胆固醇、降低胆固醇在血液中含量的作用。因此，常食黑豆，能软化血管、滋润皮肤、延缓衰老，特别是对高血压、心脏病等患者有益。黑豆中微量元素如锌、铜、钼、硒、氟等的含量都很高，而这些微量元素对延缓人体衰老、降低血液黏稠度等非常重要。另外，黑豆中粗纤维含量高达 4%，常食黑豆可以促进消化，防止便秘发生。而黑豆皮为黑色，含有花青素，花青素是很好的抗氧化剂来源，能清除体内自由基，尤其是在胃的酸性环境下，抗氧化效果好，养颜美容，还可增加肠胃蠕动。除此以外，黑豆还有补钙、预防体内缺铁性贫血、维持细胞内外渗透压和酸碱平衡、抑制乳腺癌、前列腺癌和结肠癌等诸多作用。正如明朝李时珍在《本草纲目》中所记载的"常食黑豆，可百病不生"。

黑豆的食用方法和注意事项 黑豆对健康虽有如此多的功效，但不适宜生吃，因为在生黑豆中有一种叫抗胰蛋白酶的成分，可影响蛋白质的消化吸收，引起腹泻。在煮、炒、蒸熟后，抗胰蛋白酶被破坏，则可消除黑豆的不良反应。黑豆的吃法有很多种，磨面可蒸成馒头；煮熟可作凉拌菜；炒熟可作零食小吃；打豆浆可作饮料；生芽可作蔬菜。尽管吃黑豆好处多多，但肾功能不全者尽量不吃。因为黑豆属于豆类，而豆类中都含有中等量的嘌呤，嘌呤会导致肾脏代谢缓慢。当然，没有肾病的患者可以适当吃黑豆补肾，从而将得肾病的风险降到最低。

3. 黑木耳——强肾固本的山珍

黑木耳，又名光木耳、木蛾、云耳，为木耳科植物木耳的子实体，色泽黑褐，质地柔软，主要分布于黑龙江、吉林等地。生长于栎、杨、榕、槐等 120 多种阔叶树的腐木上，单生或群生。目前人工培植以椴木和袋料的为主。

黑木耳性平，味甘，入胃、大肠经。《饮膳正要》称之"利五脏，宽肠胃"。《随息居饮食谱》又载："补气，耐饥，活血，治跌仆伤，凡崩淋、血痢、痔患、肠风，常食可瘳。"

中医认为其具有清肺益气、活血益胃、润燥滋补强身之效。而木耳色黑，黑为肾之色，且其形似肾，以形补形，对肾亦有补益作用。治疗头晕、目眩、耳鸣、手脚酸软、脚跟痛、手心酸痛效果甚佳，能令齿摇转固，发落更生。曾有人将木耳用花椒、生姜、盐同炒服用（期间少用主食，忌多食），3 日后，头顶即生黑发。

肾主骨，生髓。民间亦有用黑木耳治疗骨折的案例：患者与人斗殴，腰被木桌挤伤，至医院检查 X 片示腰椎压缩性骨折 1/3 以上，医者以理气活血化瘀之剂，另以黑木耳加红糖捣如泥状，外敷于痛处。第二日，疼痛大减；半月后，患者自觉活动自如，腰痛若失。另外民间以黑木耳治疗老年斑、早泄、肾结石等年老肾虚、肾阴不足所致疾病亦为常见，且均有较好效果。可见黑木耳强肾之效，无愧于"仙丹"二字。

现代医学表明，黑木耳胶体具有较强吸附力，可将残留在人体消化系统内的灰尘渣质吸附聚集，排出体外，清涤肠胃，起到预防直肠癌及其他消化系统癌症的作用。黑木耳中还含有蛋白质、脂肪、糖类、核酸、卵磷脂等成分，常食有益于祛除面部色斑、养颜美容、延缓衰老；其胡萝卜素进入人体后，转变成维生素A，还有润泽皮肤毛发的作用。黑木耳是一种可溶性膳食纤维，能补血、降血脂等。另外，吃黑木耳可以增加饱腹感，其所含的卵磷脂可使体内脂肪呈液质状态，有利于脂肪在体内完全消耗，带动体内脂肪运动，使脂肪分布合理，有助于控制体重，保持体形，是爱美女性餐桌上的首选。

黑木耳的食用方法和注意事项 木耳吃法很多，可凉拌，可炖炒，营养丰富，且口感好，被称为"素中之荤"。然我们这位"大腕"也很有自己的脾气。《药性切用》云："大便不实者忌。"黑木耳滋润，易滑肠，患有慢性腹泻者应慎食，否则会加重腹泻症状。因其有活血抗凝的作用，有出血性疾病者或孕妇亦不宜多吃。木耳中含有大量的铁，茶中含有多种生物活性物质，同时食用不利于机体对铁的吸收。另外，木耳不宜与田螺同食，从食物药性来说，寒性的田螺，遇上滑利的木耳，不利于消化。患有痔疮者不宜同食木耳与野鸡，野鸡有小毒，二者同食易诱发痔疮出血。木耳不宜与野鸭同食，野鸭味甘、性凉，同食易消化不良。

4. 黑米——冬季益气养血的佳品

黑米是由禾本科植物稻经长期培育形成的一类特色品种。粒型有籼、粳两种，粒质有糯性和非糯性两类。黑米外表漆黑油亮，营养丰富，有"黑珍珠"和"世界米中之王"的美誉，俗称"香米""药米""长寿米"。历代帝王把它作为宫廷养生珍品，故又称"贡米"。

黑米，性平，味甘，入脾、胃经。关于黑米有这样一个传说：张骞青年时代，勤而好学，总想将来成才立业。一日他在故乡渭水河畔柳林内读书，感困倦，故倚柳而眠，悠忽入梦，梦见天上文曲星，即向文曲星求教，文曲星答曰："你看到黑米之日，就是你发迹之时。"从此，张骞不辞辛苦，不避寒暑，除刻苦攻读外，一有时间，就到田野稻谷丛中寻找黑谷，找了数年，终于在汉建元元年（公元前 140 年）随父耕作时，发现了一株带有浓香味的黑稻。这时，正值汉朝鼎盛时期。汉武帝为了消除匈奴对北方的威胁，想和大月氏族建立友好关系，于是公开征聘能担当此重任的人才。汉建元二年，张骞应招，这就是"张骞通西域"的开始，黑米也成为张骞声名远播的征兆物，后又经过历代劳动人民的选育，一直繁衍至今。这个传说的可信程度暂不讨论，但它足以说明黑米的历史悠久。

而在中医治疗功效上黑米亦不逊色。古代医书记载黑米可"滋阴补肾，健身暖胃，明目活血"，有"清肝润肠""滑湿益精，补肺缓筋"等功效；经常食用可防治头昏目眩、夜盲耳鸣、眼疾、腰膝酸软、食欲缺乏、肺燥咳嗽、大便秘结、小便不利、肾虚水肿等证，对于少年白发、贫血、肾虚、病后体虚以及妇女产后虚弱亦有很好的补养作用。而它对孕妇、产妇的补血作用极佳，故又被奉予"月米""补血米"之名。

现代医学发现，黑米所含锰、锌、铜等无机盐大都比大米高 1~3 倍；更含有大米所缺乏的维生素 C、叶绿素、花青素、胡萝卜素及强心苷等特殊成分，因而黑米比普通大米更具营养。除了这些，黑米还有减肥的功能。黑米中的 B 族维生素含量是普通大米的 4 倍左右，B 族维生素里的维生素 B_1、维生素 B_2、维生素 B_6 和维生素 B_{12} 都能够促进脂肪、蛋白质、糖类的代谢，具有燃烧脂肪、避免脂肪囤积的功效。黑米中大量的钾能够吸收体内多余的盐分，维持体内水分的平衡，消除水肿浮胖。其所含的膳食纤维也十分丰富，能够促进肠道蠕动，增加饱腹感，抑制食欲，使各位瘦身者达到不用空着肚子减肥的目的。

讲了这么多，大家一定有个疑问，黑米为什么这么"黑"呢？其实黑米的颜色之所以与其他米不同，主要是因为它外部的皮层中含有花青素类色素，而这种色素具有很强的抗衰老作用，可使人青春永驻。

黑米的食用方法和注意事项　黑米的食用方法很多，除了熬粥之外，还可加工成点心、汤圆、面包等众多食品。现在还开发出了黑米酒，然黑米有一个与黑芝麻同样的缺点，就是有坚韧的种皮包裹，这层种皮极不易煮烂，不仅大多数招牌营养素不能溶出，而且大量食用还会引起急性肠胃炎。因此有经验的人都会先浸泡一两日再煮。即便如此，消化能力差的人亦不建议吃黑米，可吃些紫米来代替。

5. 黑枣——补肾养血有奇效

说到黑枣，大家一定觉得并不陌生，市场、超市不是都有卖吗？其实不尽然，黑枣有两种，一种是大家所熟知的叫君迁子的果实，近球形，直径1~1.5cm，熟时蓝黑色，有白蜡层，近无柄。但其实它并不是枣，而是柿，属柿树科，柿属，别名软枣、牛奶枣、野柿子、丁香枣，其性味甘涩、凉，可止渴，去烦热，令人润泽，镇心，亦不失为药膳佳品。然这里我们要讲的"黑枣"，其实是梅李科落叶乔木果实鲜枣的干制品，是鲜枣在棉子油、松烟水中煮熟，再用烟火熏烤成的，又名熏枣。

黑枣性微温，味甘，入脾、胃、肾经。大枣可谓是家喻户晓，人人皆知，既为食品又是药品，具有补脾胃、益气养血之功效。有病用之疗疾，无病服之美容养颜、延年益寿，而黑枣是由其加工而来，故其补益功效不言而喻；加之这一煮一熏，除了提高了原有的疗效，更使其随黑入肾，对肾脏亦是好处多多。

《药品化义》中指出黑枣"入肝走肾，主治虚劳，善滋二便。凡补肝肾药中，如滋阴降火汤、茯苓补心汤、产后芎归调血饮、保胎丸、养荣丸、四神丸，俱宜为佐使，因性味甘温，尤能扶脾养胃"。而清代王士雄《随息居饮食谱》中指出："以北产大而坚实肉厚者，补力最胜，名胶枣，亦曰黑大枣。"中医认为，黑枣入脾、胃、肾三经，有补益脾胃、滋阴养血、养心安神、缓和药性的功效，可治脾气虚、中气不足所致的食少、泄泻，阴血虚、心失所养所致的妇女脏躁证，肾虚不固所致的发白齿松，病后体虚的人食用大枣滋补作用尤为突出。另外黑枣性温，味甘，能缓和药性，故与祛邪药配伍，可缓其毒烈之性，以护正气。

现代医学研究证实，黑枣中含有蛋白质、糖类、有机酸、维生素和磷、钙、铁等，营养价值很高，其中钙和铁含量尤高，对防治骨质疏松、贫血有着重要作用。而中老年人更年期经常会骨质疏松，正在生长发育高峰的青少年和女性容易发生贫血，所以对他们而言，黑枣是十分理想的食疗之品，其效果通常是药物不能比拟的；另一方面常食黑枣可促进白细胞的生成，降低血清胆固醇，提高血清白蛋白，保护肝脏。黑枣中还含有一种物质，具有抑制癌细胞的作用，甚至可使癌细胞向正常细胞转化。临床观察发现，黑枣对治疗过敏性紫癜、血小板减少，以及缓和药性、减少某些药物的刺激也有一定的功效。总之，"日食三枣，青春不老"对黑枣同样有效。

黑枣的食用方法和注意事项 市场上的黑枣多加工成零食，以供人们食用，而心灵手巧的人，也有将其加入牛奶、黑芝麻糊中，或加入糕点中食用的。然黑枣虽是进补佳品，但仍不宜过量食用，中医认为黑枣味甜，多吃容易生痰生湿，导致水湿积于体内，极易产生腹泻反而伤脾；一些女性在月经期间常会出现眼肿或脚肿的现象，这也是湿重的表现，故这类人群就不适合服食黑枣了；另外，黑枣糖分丰富，糖尿病患者过食，会使血糖增高，导致病情恶化，所以应慎重食用。

6. 鲈鱼——强筋健骨的美味

最早闻及鲈鱼，是在宋代诗人范仲淹的《江上渔者》中："江上往来人，但爱鲈鱼美。君看一叶舟，出没风波里。"鲈鱼，又名花鲈、鲈板、花寨、鲈子鱼，属鮨科动物。正如诗中所云，鲈鱼味道鲜美，肉质坚实洁白，而且营养价值高，与黄河鲤鱼、太湖银鱼、长江鲥鱼并称为"中国四大名鱼"。其主要分布于太平洋西部、我国沿海及通海的淡水水体中，黄海、渤海较多。

《本草经疏》有云："鲈鱼，味甘淡气平，与脾胃相宜。肾主骨，肝主筋，滋味属阴，总归于脏，益二脏之阴气，故能益筋骨。脾胃有病，则五脏无所滋养，而积渐流于虚弱，脾弱则水气泛滥，益脾胃则诸证自除矣。"

在中医看来，肾主骨，肝主筋，肝肾虚，则筋骨先天不足，脾虚则水谷运化无力，精微无法布散周身，周身筋骨肌肉后天失养，就会出现脾胃虚弱、肝肾不足所致的食少、体倦无力或气血不足、伤口久不愈合、脾虚水肿、筋骨不健等诸多症状。就像一个先天就瘦弱的孩子，你还不让他吃饱饭，他的身体怎么能好呢？而鲈鱼性平，味甘，且入脾经，养胃理脾，又可入肝肾，滋养肝肾之阴阳，故鲈鱼无论对筋骨素虚，还是后天营养不足的筋骨不健均有较好的调理功效，可谓是强筋健骨的好帮手。另外，女子以肝肾为先天，而恰恰鲈鱼补益肝肾的作用明显，故孕妇服之可防治妊娠水肿、胎动不安、产后妇人服用亦可以补身催乳，且不用担心会造成营养过剩而导致肥胖。

现代研究发现，鲈鱼富含蛋白质、维生素 A、B 族维生素以及钙、镁、锌、硒等营养元素，具有补肝肾、益脾胃、化痰止咳之效。鲈鱼血中还有较多的铜元素，能维持神经系统的正常功能，并参与数种物质代谢关键酶的功能发挥，所以铜元素缺乏的人是可多食鲈鱼来补充的。民间有一验方，用鲈鱼与葱、生姜煎汤，可治小儿消化不良；将鳃研末或煮汤，可用以治疗小儿百日咳，也可治妇女妊娠水肿、胎动不安。目前，老一辈人中仍有用此类方法者，且百试不爽。

鲈鱼的食用方法和注意事项 吃鲈鱼的最好时令是在秋末冬初，这时的鲈鱼不仅特别肥美，而且鱼体内积累的营养物质也最丰富。关于鲈鱼的做法很多，然我们以为鲈鱼肉质白嫩、清香，为最佳的蒜瓣形，且没有腥味，无需过多修饰，最宜清蒸以体现原有风味。鲈鱼味虽美，却也不是人人可

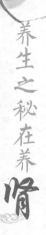

享受得起的，海物均有发性，故患有皮肤病疮肿者不应食用；另鲈鱼忌与奶酪、牛羊油、中药荆芥同食。

7.紫菜——您身边的"益肾草"

紫菜为藻类植物红毛菜科坛紫菜、条斑紫菜、同紫菜、甘紫菜等多种野生紫菜的联合藻体。明代李时珍《本草纲目·紫菜》〔集解〕引孟诜曰："紫菜，生南海中，附石，正青色，取而乾之，则紫色。"紫菜叶状体多生长在潮间带，喜风浪大、潮流通畅、营养盐丰富的海区。又名紫英、灯塔菜。

紫菜，性寒，味甘咸，入肺、脾、膀胱经。《随息居饮食谱》描述紫菜："和血养心，清烦涤热。治不寐，利咽喉，除脚气、瘿瘤，主时行泻痢，析醒开胃。"《本草纲目》亦有记载紫菜的味道"既甜又咸，属于凉性食物。"不仅能够治疗呕吐、腹泻、胸闷，还可以治疗痔疮，清除寄生虫。

在中医看来，紫菜味甘咸，可软坚散结，故颈项瘰疬、瘿瘤（即淋巴结肿大、甲状腺肿）者应多食用。据国内医学资料报道，有人颈后起一核，如桂圆核大小，另有一人会阴部生一核，如枣子大，皆用紫菜泡汤吃，连吃数月，核均消失于无形之中，实为软坚散结之物。另外紫菜入肺、脾二经，故亦有滋阴养肺、利咽止咳、补益脾胃之功效，常用以治疗咽喉肿痛、咳嗽、泻痢等。紫菜亦入膀胱经，临床也用来治疗小便淋痛等泌尿系疾病。紫菜亦属于黑色食物，虽不入肾经，亦有补肾之功，可促骨生发长，适宜肾虚骨折、白发和脱发之人食用。

在现代医学看来，紫菜含碘量很高，故可用于治疗因缺碘引起的"甲状腺肿大"，而对于其他郁结积块的治疗，虽研究尚未明确，但效果依旧明显。紫菜还富含胆碱、维生素 B_1、维生素 B_2、钙和铁，能增强记忆力，治疗健忘症、妇人贫血，促进幼儿骨骼、牙齿的生长和保健；其所含的甘露醇，可治疗水肿。紫菜所含的多糖具有明显增强细胞免疫和体液免疫的功能，可促进淋巴细胞转化，提高机体的免疫力，有助于脑肿瘤、乳腺癌、甲状腺癌、恶性淋巴瘤等肿瘤的防治。另外，紫菜含有丰富的钾，钾能够促进人体内酶的作用，向体外排放钠，进而降低血清胆固醇的含量，减少心脑血管疾病的发生，适宜高血压、动脉硬化者食用。盛夏季节食用，可消暑热、补养分，益处良多。

紫菜的食用方法和注意事项 中国古代食用紫菜始见载于晋代左思《吴都赋》的"纶组紫绛"。据吕延济注其中之"紫"乃"北海中草"。紫菜为营养丰富的海菜，任何食物所含有的维生素种类和含量都无法超过紫菜，但维生素 C 难以对抗热量和湿度，因此存放紫菜时应尽量避免接触阳光。紫菜性寒，故平素脾胃虚寒、腹痛便溏之人应忌食。另外，《本草拾遗》说："多食令人腹痛，发气，吐白沫，饮热醋少许即消。"故紫菜不可久服。

8. 板栗——补肾又养胃

板栗原产于我国，壳斗科乔本植物栗的种子，又称栗果，与枣桃杏李同为我国古代五大名果之一，也是中国栽培最早的果树之一。西汉司马迁在《史记·货殖列传》中就有"燕、秦千树栗……此其人皆与千户侯等"的明确记载。板栗广泛种植于辽宁、河北、黄河流域及其以南各地。秋季采收成熟果实，除去栗壳、薄衣（内果皮）备用。

板栗，性温，味甘，入脾、胃、肾经。《本草纲目》中指出："栗治肾虚，腰腿无力，能通肾益气，厚肠胃也。"

中医学认为，栗性甘温，入脾、胃经，有养胃健脾、活血止血的作用，用于反胃、泄泻、吐、衄、便血、金疮等，《本草纲目》中讲述"有人内寒，暴泻如注，食煨栗二三十枚顿愈"。可见板栗养胃健脾止痢效果极佳，且立竿见影。另外，板栗亦入肾经，唐代孙思邈说："栗，肾之果也，肾病宜食之。"故其可补肾强筋，治疗腰脚软弱、骨折肿痛、瘰疬等。苏东坡的弟弟苏辙曾写诗称颂栗子的食疗功效："老去自添腰脚病，山翁服栗旧传方。客

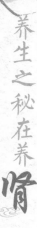

来为说晨兴晚，三咽徐收白玉浆。"在过去的年代，生活困难吃不饱饭，小孩生下来没有吃的，有的就饿死了，有些人就想办法把板栗煮熟后喂孩子，小孩长的很好很健康，板栗也成为小孩营养的佳品。

在现代医学看来，板栗含有大量淀粉、蛋白质、脂肪、B族维生素等多种营养素，素有"干果之王"的美称，能防治高血压、冠心病、动脉硬化、骨质疏松等疾病。栗子所含淀粉可提供高热量，以10粒计算，可提供热量为204cal，而其脂肪含量则是有壳类果实中脂肪含量最低的。板栗中所含的钾，可维持正常心跳规律；纤维素则能强化肠道，维持排泄系统正常运作；同时常吃对日久难愈的小儿口舌生疮和成人口腔溃疡有益。

板栗的食用方法和注意事项 板栗可生食或熟食，《本草纲目》中提及"火煨油炒，胜于煮蒸"。故有了糖炒板栗这一特色小吃，至今仍广受百姓喜爱。另外，北京小吃中有栗子面的小窝头，据说是从皇宫中流传出的做法，当年很受慈禧太后的喜爱呢。由于栗子富含柔软的膳食纤维，糖尿病患者有口福了，可适量的品尝。但栗子生吃难以消化，熟食又易滞气，所以，一次不宜多食，最好把栗子当成零食，或做在饭菜里吃，而不是饭后大量吃。新鲜栗子容易发霉变质，吃了发霉的栗子会引起中毒，所以，变质的栗子是千万不能吃的。

9. 黑葡萄——水果中的养肾上品

黑葡萄，是葡萄属落叶藤本植物的果实。落叶藤本植物，是世界上最古老的植物之一，相传为汉代张骞由"西域"引入。其浆果多为圆形或椭圆形，果皮呈黑紫色，通常堆积呈圆锥形，营养价值很高，广东话称葡萄为"提子"，又名草龙珠、蒲桃、山葫芦，而"水晶明珠"是人们对葡萄的爱称。

黑葡萄，性平，味甘酸，入肺、脾、肾经。《神农本草经》认为葡萄：

"益气，倍力，强志，令人肥健，耐饥忍风寒，久食轻身，不老延年。"而《滇南本草》中描述葡萄："大补气血，舒筋活络，泡酒服之，能治阴阳脱证，又治盗汗虚证。"

在中医看来，葡萄性平，味甘酸，入肺、脾、肾经，且汁液丰富，具有补肝肾、益气血、开胃力、生津液和利小便之功效。气血虚弱、心悸盗汗者，肺阴虚所致久咳者，肝肾阴虚所致腰腿酸痛、筋骨无力者及小便不利、面肢浮肿者均宜服用，治疗效果极佳。

现代医学研究示，葡萄含糖量高达 10%~30%，其中的多量果酸有助于消化，能健脾和胃。葡萄中含有钙、铁、磷、钾、蛋白质以及维生素 B_1、维生素 B_2、维生素 B_6、维生素 C 和维生素 P 等，还含有多种人体所需的氨基酸，常食葡萄对神经衰弱、疲劳过度大有裨益。葡萄中含的类黄酮是一种强力抗氧化剂，可抗衰老，并可清除体内自由基，常食有延年益寿、养颜美容之功效。另外葡萄还含有一种叫白藜芦醇的抗癌微量元素，可以防止健康细胞癌变，且阻止癌细胞扩散，是癌症的天然克星。法国科学家研究发现，葡萄能比阿司匹林更好地阻止血栓形成，并且能降低人体血清胆固醇水平、降低血小板的凝聚力，对预防心脑血管病有一定作用，建议老年人多食用。除了葡萄本身，葡萄籽、葡萄根、葡萄叶均有药用价值。葡萄根煎水服，用于治疗妊娠呕吐、浮肿和黄疸型肝炎，又有止吐和利尿消肿的功效。葡萄叶可用于治疗婴儿腹泻。

黑葡萄的食用方法和注意事项 葡萄可如大多数水果一样直接食用，其味美多汁，食用生津止渴，又可制成葡萄汁、葡萄干和葡萄酒。《居家必用》上记载葡萄汁有除烦止渴、抗病毒的功能，而且可以帮助器官移植手术患者减少排异反应，促进早日康复。然葡萄的巨大经济价值主要还是在于酿酒，尤其头晕、心悸、脑供血不足者，经常饮用有一定的治疗作用。而葡萄制成葡萄干，其糖和铁的含量会相对增高，是妇女、儿童和体弱贫血者的滋补佳品。凡事过犹不及，孟诜曰："不堪多食，令人卒烦闷眼暗。"《本经逢

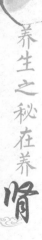

原》："食多令人泄泻。"《医林纂要》："多食生内热。"糖尿病患者更应慎用。

10. 乌鸡——女性养肾保健的珍禽

乌鸡为雉科动物，因其皮、肉、骨嘴均为黑色，因此得名，又称竹丝鸡、乌骨鸡、武山鸡。乌鸡是中国特有的药用珍禽，以江西泰和所产乌骨鸡最为正宗，其外形逸丽，具有凤冠、绿耳、双缨、五爪、胡须、白丝毛、毛脚、乌皮、乌肉、乌骨十大特征，号称"十全十美"，鸡中魁首。至于药用和食疗作用，更是普通鸡所不能比拟的，被人们称作"名贵食疗珍禽"。

乌鸡性平，味甘，入肝、肾经。《本草纲目》称乌鸡"补虚劳羸弱，治消渴中恶，益产妇，治女人崩中带下虚损诸病，大人小儿下痢噤口"。

中医认为，肝藏血而调节血运，养筋脉而充润爪甲；肾藏精，精能化血，精血旺盛，则毛发多而润泽。精血同源，肝血既来源于脾气之化生，又依赖于肾精之滋养，而肾精又由血化精而成。肾精肝血，同盛同衰，休戚相关。凡肝肾久病者可见血虚、肾精不足所致头发稀疏、枯槁、脱落，或未老先衰等症，而女子以肝肾为先天，经、带、孕、产均与肝肾关系密切。乌鸡入肝、肾二经，性平，味甘，具有养阴退热之功效，尤养肝肾之阴，可治虚劳骨蒸羸瘦、消渴、脾虚滑泄、下痢口噤，对妇人崩中、带下亦有不错效果，是女性养肾保健的好选择。在唐朝，乌鸡被当作丹药的主要成分来治疗所有妇科疾病。明朝著名的《本草纲目》说乌鸡是妇科病的滋补及滋养品。

现代医学研究表明，乌鸡内含丰富的黑色素、蛋白质、B 族维生素及 18 种氨基酸和 18 种微量元素，其中烟酸、维生素 E、磷、铁、钾、钠的含量均高于普通鸡肉，胆固醇和脂肪含量却很低。乌鸡的血清总蛋白、球蛋白含量及氨基酸均明显高于普通鸡，而且含铁元素也比普通鸡高很多，食用可以强筋健骨、延缓衰老，是补虚劳、养身体营养价值极高的滋补品。人们称乌鸡是"黑了心的宝贝"。

乌鸡的食用方法和注意事项 乌鸡连骨熬汤滋补效果最佳，当然应将骨先砸碎，炖煮时不要用高压锅，使用砂锅文火慢炖，使营养成分充分融入汤中；还可加入银耳、黑木耳、茯苓、山药、红枣、冬虫夏草、莲子、天麻、芡实、糯米或枸杞子等，不但味道鲜美，营养更是没的说。但不是每个人都有如此口福的，体肥及邪气亢盛、邪毒未清或患严重皮肤疾病者宜少食或忌食乌鸡，多食则易生痰助火、生热动风；患严重外感疾患时也不宜食用乌鸡。

11. 泥鳅——男性强身的"水中人参"

泥鳅，为鳅科泥鳅属动物泥鳅的肉和全体，其体细长，吻突出，眼小，口小，呈马蹄形，唇软而发达，具有细皱纹和小突起，头部无细鳞，体鳞极细小，体表黏液丰富，又称鱼鳅、委蛇、粉鳅、和鳅。其生命力极强，且资源丰富，是一种营养丰富的水产品。在日本，泥鳅被誉为"水中人参"。

泥鳅味甘，性平，入脾、肝、肾经。《滇南本草》述泥鳅"煮食治疮癣，通血脉而大补阴分"。《本草纲目》亦云其"暖中益气，醒酒，解消渴"。

从中医的角度讲，泥鳅具有补中气、祛湿邪、利水解毒之功效；且入脾、肝、肾经，尤善补益脾、肝、肾三脏。特别适宜身体虚弱、脾胃虚寒、营养不良、小儿体虚盗汗者食用，有助于生长发育；阳痿、痔疮、皮肤疥癣瘙痒之人也应食用；同时适宜老年人及有心血管疾病、癌症患者及放疗化疗后、急慢性肝炎及黄疸之人食用，尤其是急性黄疸型肝炎更适宜，可促进胆红素和转氨酶下降。

相传有一天，曹雪芹在湖边垂钓，忽见一小伙纵身跳入水中，欲自寻短见，便急急撑过船去，将他救上岸来，等那人苏醒后一问方知，他不幸染上了黄疸，因无钱医治，不得已才走上了这条绝路。曹雪芹听后说："小小黄疸有何可怕？你若信得过我，就每天早晨到我这里来服药，分文不取，管保你不出三月，就会跟好人一模一样。"从此，小伙子如约而来，风雨无阻，果然不出半月，小伙子的身黄、眼黄等症状逐渐消退，走起路来也轻快有劲了。于是他问曹雪芹："您的药真管用，到底是什么灵丹妙药啊？"曹雪芹笑笑说："这药活蹦乱窜的，我怕你看了害怕，因此才让你每次看病时都闭上双眼，由我给你喂进嘴里。"说着便从身后端出一盆大大小小的泥鳅来。原来小伙子每天服食的就是泥鳅。此后，尝到甜头的小伙子便天天坚持食泥鳅，不到一个半月，便红光满面、强壮如初了。曹雪芹也因此与他结为忘年之交，并把他写进了红楼梦中。这就是《红楼梦》中与尤三姐情投意合、侠肝义胆的柳相公。

现代医学研究发现，泥鳅所含脂肪成分较少，胆固醇更少，属高蛋白低脂肪食品；且含一种类似二十碳五烯酸的不饱和脂肪酸，有利于人体抗血管衰老，故有益于老年人、贫血及心血管病患者。其皮肤中分泌的黏液，即所谓"泥鳅滑液"，有较好的抗菌消炎作用。

泥鳅的食用方法和注意事项　在民间，有一种生吃泥鳅的保健方法很流行，可降虚火，治疗慢性胆囊炎、发冷、口渴、肝火旺等。但大家忽略了一点，泥鳅生于静水底层淤泥中，而那里恰恰是寄生虫的摇篮，若不将其煮熟而直接服用，新病尚未尽去，又感染了寄生虫，反而得不偿失。另外，泥鳅不宜与狗肉、螃蟹同食，尤其是毛蟹，同食会引起中毒。

在这里我们也要说上一句，再好的东西也不能无限量的食用，适可而止，可以常吃但不能多吃。人体也是一个动态平衡的有机体，一方过剩，另一方就会被制约，适得其反便得不偿失了。

二、肾气虚患者的"粥文化"

肾藏先天之精，肾精化为肾气，起固摄封藏作用，而年老体衰、先天不足、久病不愈、房室损伤等均耗伤肾气，使其精气不足、功能衰减。肾气虚为病之初期，一般不予服药，可通过食物治疗，效果可能会缓慢一些，但是长久的坚持，就会收到意想不到的效果。以下是为肾气虚患者提供的食疗方。

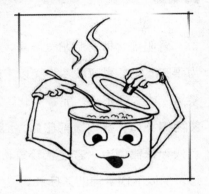

1. 山药莲子薏苡仁粥

材料：山药（干）30g，莲子 30g，薏苡仁 30g。

做法：将莲子去心，与薏苡仁一同清洗干净，再将山药去皮洗净，切成细丝，与莲子、薏苡仁一同放入锅中，加水 500mL，用小火煮熟即成。

功效：健脾益肾。

主治：肾虚体弱，脾虚带下。

注意事项 山药恶甘遂、大戟，不可与碱性药物同服。

2. 芡实白果糯米粥

材料：芡实 30g，糯米 30g，白果（干）10g，盐 3g。

做法：将白果去壳，同芡实、糯米一起洗净，再把全部用料放入锅内，加清水适量，武火煮沸后，文火煮成粥即可。

功效：固肾补脾，泄浊祛湿。

主治：慢性肾炎属肾虚湿盛者；或肾病乳糜尿，症见小便淋浊、尿中

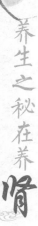

蛋白久不消除；亦治肾结核。

（注意事项）白果有毒，一次用量不能太多，且忌与鳗鱼同食。

三、肾阳虚，喝喝汤

肾阳虚，即肾脏阳气虚衰，是肾脏阳气衰竭的表现。肾阳衰微多表现为腰膝酸痛，畏寒肢冷，尤以下肢为甚，精神萎靡，头目眩晕，面色白或黎黑；或久泻不止，完谷不化，五更泄泻；或阳痿，早泄，妇女不孕，肚腹两侧不适，甚则腹部胀痛，心悸咳喘。此时若病情较轻，可通过饮食、点穴等保健调治；若症状较重，应服用金匮肾气丸或右归丸，以壮肾阳，还可加以下饮食辅助其疗效。

1. 羊肉汤

材料：羊肉500g，羊肚250g，羊血200g，萝卜1200g，当归、党参、沙参各25g，猪油200g，青椒、香油若干，香料包1个。

做法：先将羊肉、羊肚除水涤净；锅内放猪油200g，待油烧化，将羊肉、羊肚放入爆炒，然后加入鲜汤，待汤煮沸，放入当归、党参、沙参，用大火炖煮，待汤再次沸腾，放入香料包（里面有八角、花椒、干海椒、姜、葱等若干）；在羊汤炖煮期间，将青椒切成小块，放入盛有香油的小碟里，香油淹过青椒块，制成油碟；当羊肉炖至1小时后，放入萝卜，并加适量食盐，然后继续炖煮，待羊肉、羊肚熟透，再放羊血、味精，略加搅拌后即可盛盘，蘸油碟即可食用。

功效：温补肾阳，温胃御寒。

主治：病后虚寒、面黄憔悴、周身乏力。

（注意事项）羊肉汤性热，喝多了容易上火。

2. 韭菜鲫鱼汤

材料：鲫鱼 200g，韭菜 30g，酱油 1g，盐 1g。

做法：鱼去肠杂及鳞，洗净，纳入韭菜装满，放入盖碗内，加酱油、盐，盖上盖，蒸半小时即成。

功效：补肾助阳，温中行气，散瘀解毒。

主治：胸痹、噎膈、反胃、食积腹痛、便秘、阳痿、遗精、遗尿、吐血、衄血、尿血、消渴、脱肛、跌打损伤等。

注意事项 鲫鱼不宜和大蒜、砂糖、芥菜、沙参、蜂蜜、猪肝、鸡肉、野鸡肉、鹿肉，以及中药麦冬、厚朴一同食用。吃鱼前后忌喝茶。

四、肾阴虚，补一补

肾阴虚，是肾脏阴液不足的表现，多由久病伤肾、禀赋不足、房事过度或过服温燥劫阴之品所致。其多表现为腰膝酸软，两腿无力，眩晕耳鸣，失眠多梦，男子阳痿、遗精，妇女经少经闭，或见崩漏，形体消瘦，潮热盗汗，五心烦热，咽干颧红，溲黄便干。在治疗肾阴虚的中药方剂中，六味地黄丸具有较好的疗效，另外左归丸、大补阴丸亦有滋养肾阴之效。配合以下药膳服用，更是事半功倍。

1. 枸杞蒸鸡

材料：母鸡 500g，枸杞子 15g，大葱 10g，黄酒 15g，胡椒粉 1g，姜 10g，味精 1g，盐 2g。

做法：将香肠切片，鸡剁成 3cm 见方的鸡块，加入酱油、蚝油、食

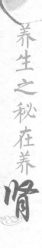

用油、料酒、白糖、生淀粉、食盐、麻油、胡椒粉拌匀，腌渍 15 分钟。把枸杞子、山茱萸、香肠片、姜片与鸡块拌匀，放在盆内，加盖放入微波炉，用大火转 8 分钟，取出，翻动一下鸡块，撒少许葱段，再转 1 分钟即可。

功效：养阴补肾，通窍聪耳，补肾养肝。

主治：肾阴虚所致腰膝酸软、两腿无力、眩晕耳鸣、盗汗等。

2. 芝麻粥

材料：黑芝麻 30g，粳米 100g。

做法：将糯米洗净，浸泡几个小时备用；黑芝麻炒熟后研碎备用；坐锅烧水，水开后把糯米和黑芝麻倒入，并搅拌至开锅，为的是不粘锅底；水开后转小火慢慢煮，大约煮 40 分钟就好了，其间要搅拌几次，等汤水黏稠了就可以关火了。

功效：滋补肝肾，养血填精，催乳。

主治：适用于身体虚弱、头发早白、大便干燥、头晕目眩、贫血等。

注意事项 水要一次性加够，中间再续水的话常常会导致腹泻。

五、肾炎患者的食疗方

从西医学角度看，肾炎是一种免疫反应性疾病。不同的抗原微生物感染人体后，产生不同的抗体，结合成不同的免疫复合物，沉积在肾脏的不同部位造成病理损伤，其病因尚不明确。中医认为其根本在于肾脏本身虚弱，以致外邪易感。故根本在补肾，同时兼顾其标，改善症状。可以在治疗的同时，食用以下汤品或药膳。

1. 冬瓜赤豆汤

材料：冬瓜 500g，赤豆 40g。

做法：把冬瓜、赤豆洗净，再将冬瓜切块，同赤豆一起放置锅中，加水 2 碗煮沸，用小火煨 20 分钟，可加盐调味即可。

功效：清热解毒，利尿祛湿。

主治：肾病浮肿。

注意事项 慢性肾炎脾肾虚寒者不宜食用。

2. 芹菜炒虾仁

材料：虾仁 200g，西芹 200g，胡萝卜半根，葱、姜、盐、鸡精、料酒少许。

做法：虾仁去虾线，洗净后用厨房纸吸干水分，加入姜末、一小勺料酒、一小勺干淀粉和 1/2 茶勺盐，用手捏几下上浆，放入冰箱冷藏至少半小时；西芹和胡萝卜洗净切片，入沸水余半分钟，捞出入冷水中降温后沥干；热锅入油，油温后下虾仁煸炒半分钟，放入西芹和胡萝卜片，加适量盐和鸡精，撒入葱花炒匀，盛出装盘即可。

功效：补肾平肝，利水泄浊。

主治：肾炎水肿，高血压及乳糜尿，属湿浊蕴结，浊气上泛者，症见反复肢体浮肿，头晕头痛，小便不利，或小便混浊。

注意事项 肾病后期，肾功能不全者，宜清炒芹菜，不宜用虾。另外，虾忌与某些水果同吃。

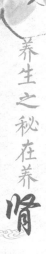

六、泌尿系结石患者的食疗方

泌尿系结石是就肾、输尿管、膀胱及尿道结石而言，是一种常见的疾病，与全身代谢和泌尿系器官疾病有密切的关系。

肾结石和输尿管结石的主要症状为活动时出现血尿和疼痛，其程度与结石大小、部位有关。肾盂内若有大结石可无明显临床症状，仅表现为镜下血尿；结石如果引起肾盏颈部梗阻，可引起上腹或腰部钝痛；结石导致输尿管的完全性梗阻时，则会出现肾绞痛，其疼痛呈阵发性，剧烈难忍，患者可伴有大汗、恶心呕吐。

膀胱结石的典型症状是排尿突然中断。尿路结石引起的疼痛以后腰肾区向膀胱及生殖器方向放射的阵发性疼痛为主。中医学中很早就有关于"砂淋""石淋""血淋"的记载。久则火炼而成砂石，即为"砂淋"；大则成石，为"石淋"。得了尿路结石应及时就诊，同时，还可用下面的食疗方做辅助性治疗。

1. 车前子茶

材料：车前子 10g。

做法：先将车前子拣去杂质，筛去空粒，洗去泥沙，晒干；再把车前子放入保温杯中，沸水冲泡 15 分钟，当茶饮。

功效：利尿通淋，渗湿止泻，明目降压，祛痰止咳。

主治：治小便不通、淋浊、带下、尿血、暑湿泻、目赤障翳、痰热咳喘。

注意事项 车前子性寒，长服可致胃寒。有病则治，无病最好不要长期服用。

2. 益肾粥

材料：排骨 300g，冬瓜 200g，海带 200g，葱、姜、盐、味精、料酒少许。

做法：排骨切块，倒入开水锅中焯水，3 分钟后捞出；锅中放入冷水，倒入冲凉的排骨，加葱段、姜片，盖上盖子烧开后，加盐、料酒，开小火，炖 1 个小时；冬瓜和泡好的海带洗净、切片，倒入锅中，小火煮 20 分钟，待冬瓜颜色变白后，撒点葱末，即可食用。

功效：补益脾肾，利尿通淋。

主治：脾肾两虚之淋证（肾结石、尿道结石）。

第四章　养肾护肾怎么吃？会吃才是硬道理

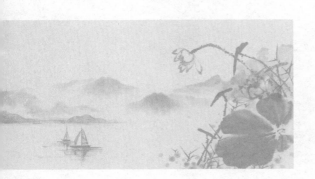

第五章 养肾六联法

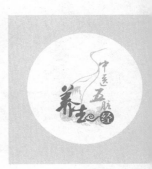

一、耳疗养肾

"肾开窍于耳"，是说肾的经脉通过我们每个人的耳朵；耳的听觉功能依赖于肾脏精气的充养；肾的生理病理状况，可由耳朵反映出来。所以耳朵是肾脏向外传达信息的一扇窗户，也可以看作是调整肾脏功能的一扇门。此外，在中医的耳穴理论中也有与肾脏相关的腧穴，可以通过刺激耳穴，影响经络气血而调整肾脏乃至全身的功能变化，因此有些与肾相关的疾病就可以用耳疗方法来改善症状或进行治疗。

1. 耳垂、耳尖提拉法——头晕、头痛的"良方"

头晕、头痛的病因有很多，中医辨证之后又分许多种证型，而耳垂、耳尖提拉法是针对肾虚头晕、头痛的良方。肾主骨生髓，髓充于脑。在出现肾虚，无论阴虚阳虚，当伴有头晕、头痛、耳鸣眼花、腰膝酸软等肾虚证候时，就可以应用以下方法来治疗。

其中，耳垂背面的穴位叫耳背肾，专门治疗肾虚所致的头痛、头晕、神经衰弱。耳尖是经外奇穴，有治疗头痛、降压的作用。提拉刺激这两个穴位就可以起到缓解头晕、头痛的作用。

① 耳垂提拉法：双手示指放耳屏内侧后，用示指、拇指提拉耳屏、耳垂，自内向外提拉，手法由轻到重，牵拉的力量以不感疼痛为限，每次 3~5 分钟。

② 耳尖提拉法：用双手拇指、示指夹捏耳郭尖端，向上提、揪、揉、捏、摩擦 15~20 次，使局部发热发红。

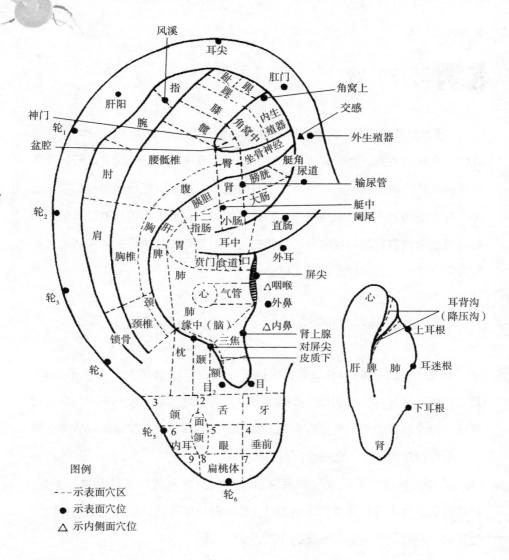

图例

- - - 示表面穴区
● 示表面穴位
△ 示内侧面穴位

2. 耳轮按摩法——眼花、耳鸣的自我调节

肝开窍于目，肾开窍于耳，眼花耳鸣多为肝肾不足之证。耳轮背侧分布有耳背肝、耳背肾区。通过耳轮按摩法可以刺激肝肾等脏腑，使耳聪目明。此外，耳轮前方分布着四肢脊柱的对应穴位，通过对耳轮前后双侧的按摩，还可缓解腰脊、四肢疼痛。

手摩耳轮法：双手握空拳，以拇、示二指沿耳轮上下来回推摩，直至耳轮充血发热。

3. 搓弹双耳法——腰腿酸痛从耳治

腰腿酸痛是肾虚的典型表现，耳垂背面是耳背肾的位置，通过反复搓弹刺激可加快耳部血液循环，体现在身体上就是腰腿酸痛的缓解。长期操作可以起到健肾壮腰的效果。

搓弹双耳法：两手分别轻捏双耳的耳垂，再搓摩至发红发热。然后揪住耳垂往下拉，再放手让耳垂弹回。每天 2~3 次，每次 20 下。

4. 全耳按摩法——追求"五脏"的和谐

中医将耳朵视为倒置胎儿的形态，胎儿的身体形态、五脏六腑、四肢百骸的位置折射在耳朵上就是相应的穴位、病症反应点。全耳按摩法就是从整体上调节五脏的功能，使五脏和合，起到强身健体的保健目的。

全耳按摩法：双手掌心摩擦发热后，向后按摩腹面（即耳正面），再向前反折按摩背面，反复按摩 5~6 次。此法可疏通经络，对肾脏及全身脏器均有保健作用。

5. 耳穴压籽法——调理气血有奇招

有人说养生就是养气血，气血平衡是人体健康的保障。肾为先天之本，肾之气血平衡是全身健康的根基。推荐几个可以调理肾之气血的穴位。

耳穴压籽法：是耳穴众多刺激方法中最方便、简单易行的一种，既能持续刺激穴位，又安全无痛、无不良反应。压籽的材料现在都选用表面光滑、大小和硬度适宜的王不留行籽或磁珠。将选好的籽粘在医用胶布（大小约为 0.6cm×0.6cm）上，然后将医用胶布贴在选好的耳穴上。每日自行按压 3~5 次，每次每穴按压 30~60 秒，3~7 天更换 1 次，双耳交替。

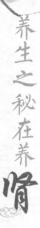

◎ 尿道

定位：在直肠穴上方，位于与对耳轮下脚下缘相平的耳轮处。

主治：尿频，尿急，尿痛，尿潴留。

◎ 外生殖器

定位：在与对耳轮下脚上缘相平的耳轮处。

主治：睾丸炎，附睾炎，外阴瘙痒。

◎ 盆腔

定位：在三角窝后 1/3 的下部。

主治：盆腔炎，附件炎。

◎ 艇角

定位：在对耳轮下角下方前部。

主治：前列腺炎，尿道炎。

◎ 膀胱

定位：在对耳轮下脚下方中部。

主治：膀胱炎，遗尿，尿潴留，腰痛，坐骨神经痛。

◎ 肾

定位：在对耳轮下脚下方的后部，即小肠穴直上方。

主治：腰痛，耳鸣，神经衰弱，肾盂肾炎，遗尿，哮喘，月经不调，阳痿，遗精，早泄。

◉ 输尿管

定位：在肾区与膀胱区之间。

主治：输尿管结石绞痛。

◉ 耳背肾

定位：在耳背下部。

主治：头晕，头痛，神经衰弱。

二、足疗养肾

《素问·厥论》中说："阳气起于足五趾之表，阴气起于足五趾之里。""阴脉者集于足下，而聚于足心。"所以说"脚为精气之根"。足与人体健康的关系深入人心，大街小巷各种各样的"足疗馆"就可以证明。肾为一身阴阳之根本，足是精气之根，可见养好足对于保证肾脏的健康有着重要意义。足疗不是什么民间疗法，而是正规的中医治疗方法之一。足疗也要因人而异，辨证施治。

1. 足浴养肾法

泡脚不仅是讲究个人卫生，也是养生的好方法。关于这一点认识，古人早就有所记载。文坛巨匠苏东坡、陆游等留有"主人劝我洗足眠，倒床不复闻钟鼓"，"洗脚上床真一快，稚孙渐长解烧汤"的诗句。贵为"天子"的乾隆皇帝，也信奉"晨起三百步，晚间一盆汤"的养生之道。

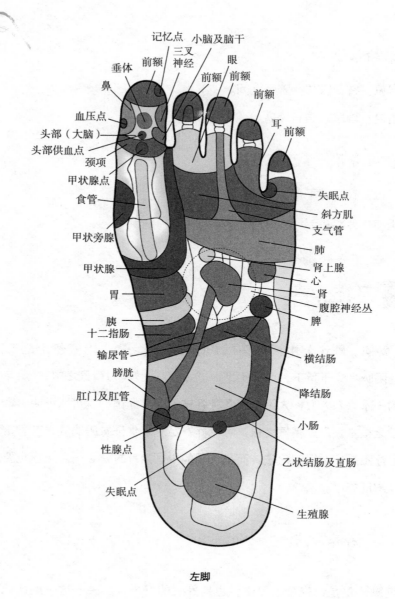

记忆点
小脑及脑干
前额
三叉神经
垂体
眼
鼻
前额
前额
血压点
前额
头部（大脑）
耳
头部供血点
前额
颈项
甲状腺点
失眠点
食管
斜方肌
支气管
甲状旁腺
肺
肾上腺
甲状腺
心
胃
肾
腹腔神经丛
胰
脾
十二指肠
输尿管
横结肠
膀胱
降结肠
肛门及肛管
小肠
性腺点
乙状结肠及直肠
失眠点
生殖腺

左脚

　　足浴历史悠久，那么怎样泡脚才最能补肾呢？首先是时间，晚上9点泡脚最护肾。晚上9~11点是亥时，在这个时辰里人体的精气运行到肾经，而9点时精气刚刚在肾经开始运行，这个时候肾经气血是比较衰弱的。此时泡脚，身体热量增加，体内血管会扩张，有利于活血，从而促进体内血液循环。所以晚上9点泡脚是最补肾的。

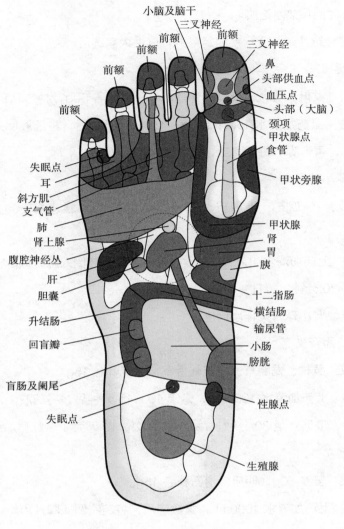

小脑及脑干
三叉神经
前额
前额
前额
前额
前额
失眠点
耳
斜方肌
支气管
肺
肾上腺
腹腔神经丛
肝
胆囊
升结肠
回盲瓣
盲肠及阑尾
失眠点

鼻
头部供血点
血压点
头部（大脑）
颈项
甲状腺点
食管
甲状旁腺
甲状腺
肾
胃
胰
十二指肠
横结肠
输尿管
小肠
膀胱
性腺点

生殖腺

右脚

足浴用水的温度、时间也很讲究。从理疗学的观点看，热水洗脚是一种浸浴疗法。泡脚时，水温以 40℃ ~ 50℃为宜，水量以淹没脚踝为好，双脚浸泡 5 ~ 10 分钟。有的人喜欢"烫脚"，但有专家表明，泡脚水温度过高，会使人的神经过于兴奋，反而会增加猝死的风险，故泡脚水的温度一定要控制在 50℃以内。有人喜欢长时间泡脚，但泡脚的时间最好不要超过 30 分钟；特别是老年人，泡脚时间过长的话，会引发出汗、心慌等症状；孕妇

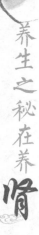

也不宜长时间用热水泡脚。

下面介绍几则养肾疗疾的足浴方，以供大家选用。

① 腰痛

组成：艾叶、苏木、麻黄、伸筋草、千年健各30g，杜仲9g。

用法：上药加清水1500mL，煮沸5~10分钟后，将药液倒入脚盆内。先熏腰部，再泡脚。每日1次，每次30分钟。

② 肾小球肾炎

组成：冬瓜皮、西瓜皮、陈皮、生姜皮、大腹皮各30g，玉米须50g。

用法：上药加清水1000mL，煮数沸后，将药液倒入脚盆内。待水温后，浸泡双足30分钟。每日1次。

主治：肾小球肾炎伴水肿者。

③ 肾盂肾炎

组成：黄柏、龙胆草、白花蛇舌草、大青叶各15g。

用法：上药加清水1000mL，煮沸10~15分钟后，将药液倒入脚盆内。待水温后，浸泡双足30分钟。每日1~2次，10天为1个疗程。

④ 膀胱炎

组成：苦参30g，明矾、滑石粉各15g。

用法：上药加清水1000mL，煮数沸后，将药液倒入脚盆内。待水温后，浸泡双足30分钟。每日1~2次，10天为1个疗程。一般连用1~2个疗程即愈或显效。

⑤ 尿路感染

组成：苦参、龙胆草、马齿苋、白茅根各30g。

用法：上药加清水1500mL，煮数沸后，将药液倒入脚盆内。待水温后，浸泡双足30分钟，冷则加热。每日1~2次，10天为1个疗程。

⑥ 阳痿

组成：韭菜子、仙茅、蛇床子、制附片、当归、白芍各15g。

用法：上药加清水 1000mL，煮数沸后，将药液倒入脚盆内。待水温后，浸泡双足 30 分钟。每日 1～2 次，10 天为 1 个疗程。

⑦ 遗精

组成：玄参、刺猬皮各 30g，五倍子 15g。

用法：上药加清水 1000mL，煮沸 10 分钟后，将药液倒入脚盆内。待水温后，浸泡双足 30 分钟。每日 1～2 次，10 天为 1 个疗程。

⑧ 前列腺炎

组成：龙胆草、土茯苓、马齿苋各 30g，川楝子 15g，川萆薢 9g，金银花 20～50g，薄荷 9g。

用法：上药加清水 1500mL，煮沸 5～10 分钟后，将药液倒入脚盆内。待水温后，浸泡双足 30 分钟。每日 1～2 次，每日可用 2 次。

2. 足部按摩养肾

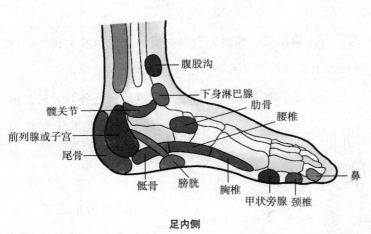

腹股沟
下身淋巴腺
肋骨
腰椎
髋关节
前列腺或子宫
尾骨
骶骨
膀胱
胸椎
甲状旁腺
颈椎
鼻

足内侧

当你爬山爬累了，当你忙完一天的工作，或当你身体哪不舒服的时候，是不是想做个足部按摩缓解一下呢？只要你注意一下，就会发现，如今，足疗保健已经为越来越多的人所接受。

足部按摩真的那么有效吗？它对于养肾又有什么独到之处？下面就给大家介绍一下如何用足部按摩来养肾。

按摩前先蒸泡脚约 20 分钟，让足部毛孔扩张，用热毛巾将足部擦净、

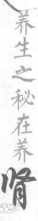
包裹，先按左脚后按右脚，按足底、足内侧、足外侧、足背顺序进行，按摩的时间一般在 30 ~ 45 分钟。

① 肾小球肾炎

取穴：肾、输尿管、膀胱、肾上腺、脑垂体、上、下身淋巴结反射区。

操作：充分揉按足部上的肾、输尿管反射区 20 ~ 30 分钟；然后为了进一步提高肾功能，可刺激膀胱、肾上腺反射区；最后揉压脑垂体，上、下身淋巴结反射区。足部疗法结束后，再用拇指从肩胛骨到腰上方，沿着脊柱两侧揉按，有改善肾脏周围血行，提高自然治疗力的功效。往往此疗法在前 2 ~ 3 天效果不太明显，请不要着急，耐心地坚持，每天进行尤为重要。

② 水肿

取穴：肾上腺、肾、输尿管、膀胱。

操作：按摩以上反射区 20 ~ 30 分钟。

主治：由肾病引起的水肿。

③ 肾盂肾炎

取穴：肾上腺、肾、输尿管、膀胱、腹腔神经丛、尿道及阴道、前列腺、生殖腺、甲状腺、上身淋巴结、下身淋巴结、大脑、脑垂体。

操作：以轻、中度手法刺激肾上腺、阴道及尿道反射区各 5 分钟；再以中度手法刺激前列腺、脑垂体反射区各 3 分钟。按摩时患者以有得气感为度。每日按摩 1 次，每次按摩 45 分钟，10 次为 1 个疗程。按摩后患者应以热水浸足，并喝

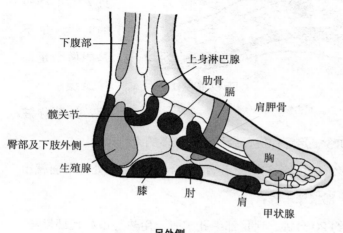

下腹部　　上身淋巴腺　　肋骨　　膈　　肩胛骨　　髋关节　　臀部及下肢外侧　　生殖腺　　膝　　肘　　肩　　甲状腺　　胸

足外侧

温开水。

④ 膀胱炎

取穴：肾上腺、肾、输尿管、膀胱、尿道及阴道、下身淋巴结。

操作：先用轻度手法，后转重度手法（逐渐加力）刺激以上反射区各3~5分钟。按摩时患者以有得气感为度。每日按摩1次，每次按摩40分钟，10次为1个疗程。按摩后患者应以热水浸足，并喝温开水。

⑤ 阳痿

取穴：肾上腺、肾、输尿管、腹腔神经丛、心、脾、肝、生殖腺、前列腺、尿道及阴道、脑垂体。

操作：以轻度手法刺激肾上腺、肾、输尿管、腹腔神经丛反射区各3~5分钟；用中度手法刺激心、脾、肝、生殖腺、前列腺、尿道及阴道、脑垂体反射区各3分钟。按摩时患者以有得气感为度。每日按摩1次，每次按摩45分钟，10次为1个疗程。按摩后患者应以热水浸足，并喝温开水。

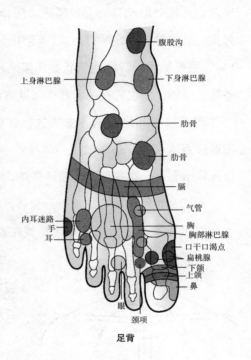

足背

三、经络养肾

补肾养肾一直是男人们谈论的话题。其实不光是男人，女人也需要养肾。那么，补肾最行之有效的方法是什么呢？中医认为，可通过调理经络、按摩穴位达到补肾养生的目的。这时我们就需要记住身体的几大补肾养生穴位。

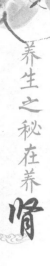

1. 补肾健脑，按涌泉

涌泉穴是人体足少阴肾经上一个非常重要的穴位。它位于脚底中线前1/3 和中交界处，即当屈趾时，脚底前凹陷处。中医认为，涌泉穴直通肾经，是浊气下降的地方。经常按摩涌泉穴，可益精补肾、强身健体、防止早衰，并能舒肝明目、促进睡眠，对肾亏引起的眩晕、失眠、耳鸣、咯血、鼻塞、头痛等有一定的疗效。《黄帝内经》上说："肾出于涌泉，涌泉者足心也。"意思是说：肾经之气犹如源泉之水，来源于足下，涌出灌溉周身四肢各处。所以，涌泉穴在补肾养生保健方面具有重要的作用。

对于按摩涌泉穴的养生功效，有歌诀云："三里涌泉穴，长寿妙中诀。睡前按百次，健脾益精血……寿星随手摘。"可见，经常按摩涌泉穴，可以使人肾精充足，耳聪目明，精神充沛，腰膝壮实不软，行走有力。

刺激涌泉有两种方法：一是整体摩搓法；一是穴位按揉法。

端坐在椅子上，将左脚抬起放在右腿上，用左手按住左脚踝部，用右手拿一块干净的擦脚布，用中等力量沿脚掌前后摩搓 10～15 次，然后换另一只脚施行。

按摩穴位时坐姿相同。先找到涌泉穴，将拇指放在穴位上，用较强的力量揉 20～30 次，然后换脚施行。

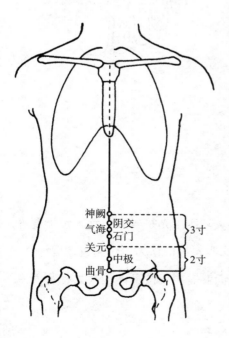

2. 封藏真元，寻关元

我们身体里有一种非常重要的维持人体生命活动的基本物质与原动力，叫元气。中医认为元气禀于先天，藏在肾中，又依赖后天精气充养，主要功能是推动人体的生长发育，温煦和激发脏腑、经络等组织器官的生理功能。

元气与生俱来，随着时间的推移，会逐渐减少，人就会呈现衰老的态势。怎样才能更好地守护元气呢？关元穴是男子藏精、女子蓄血之处，是人身上元阴、元阳的蓄积之处。因此，按摩关元穴就是补肾养生的一个很好的办法。

按摩手法：右手拇指按压肚脐眼，食指压在中指背上，用中指指腹沿着肚脐眼到耻骨的这条线往返按摩 5 分钟，速度以每分钟 70～90 次为宜，一反一复为 1 次。开始手法可轻一点，以免擦伤皮肤。

3. 益肾壮腰，搓腰眼

中医认为，经常用手掌搓腰眼和尾尖，不仅可以疏通"带脉"（环绕腰部的经脉）和强壮腰脊，而且还能起到固精益肾和延年益寿的作用。

腰眼穴位于人体背部第 3 腰椎棘突左右旁开 3～4 寸的凹陷处。经常按揉腰眼，不仅可以使局部皮肤里丰富的毛细血管网扩张，促进血液循环，加速代谢产物的排除，还可以刺激感觉神经末梢。而对神经系统的温和刺激，将有利于病损组织的修复，提高腰肌的耐力。因此，经常按摩腰眼穴位，对慢性腰肌劳损、急性腰扭伤可起较好防治作用；对于椎间盘突出症有一定疗效。

中医认为，腰眼穴居"带脉"之中，是肾脏所在的位置。男性经常按搓腰眼，可以温煦肾阳，畅达气血，从而增强男性的性功能。

搓腰眼的具体方法是：

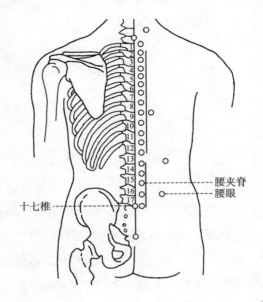

① 两手对搓发热后，紧按腰眼处，稍停片刻，然后用力向下搓到尾尖部位（长强穴）。每次 50 ~ 100 遍，每天早晚各做 1 次。

② 两手轻握拳，用拳眼或拳背旋转按摩腰眼处。每次 5 分钟。

③ 两手握拳，轻叩腰眼处，或用手捏抓腰部。每次 3 ~ 5 分钟。

4. 护肾强身，按肾俞

肾俞穴也是补肾要穴，位于腰部，在第 2 腰椎棘突下，旁开 1.5 寸，左右各一个。肾俞穴主治的疾病有腰痛、肾脏病、高血压、低血压、耳鸣、精力减退等。

平时上班空闲或者在家看电视的时候，不妨将腰坐直，然后用双手按压背后的肾俞穴，力度可以适当重一些，这样按摩效果更好，每次上下搓压 5 ~ 10 分钟；然后用手掌拍打，每次拍打百十次，腰部的酸痛感很快就减轻了。

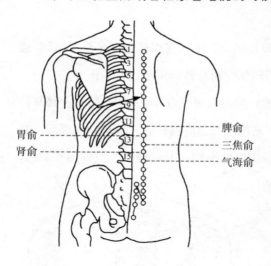

胃俞
肾俞
脾俞
三焦俞
气海俞

经常拍打肾俞穴，既能培补肾元，起到强肾固本、培精益髓的作用，又可以缓解腰肌劳损，保护腰部。

5. 下肢寒冷，按压太溪、申脉好

下肢寒冷，多为阳气虚不温四末的表现。中医认为多是肾虚。西医认为下肢寒冷多与下肢动脉血管病变，引起局部血液循环障碍有关，如血栓、闭塞性脉管炎、闭塞性动脉硬化、肢端动脉痉挛等；也可与内分泌疾病有关，如甲状腺功能减退；此外，某些神经衰弱的患者也会出现此种症状。

太溪位于内踝高点与跟腱后缘连线的中点，是足少阴肾经上的原穴。原穴是指脏腑原气输注的地方，所以太溪是肾之气血输注的地方，刺激此处可以振奋肾之阳气以温煦下肢。申脉位于足外侧部，外踝直下方凹陷中，是足太阳膀胱经与阳跷脉相交汇的穴位，具有振奋机体阳气的作用。足太阳膀胱经是一身阳气最足的经脉，肾为一身阳气的根本，且足太阳膀胱经与足少阴肾经互为表里，所以同时按压太溪、申脉两个穴位可以振奋阳气，引阳下行，温煦下肢，减缓下肢冷感。从西医角度，按压这两个位置可以促进局部血液循环，加速血液流动，提高局部温度。

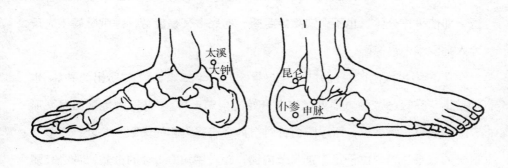

6. 月经不调，找太冲

中医认为，月经不调与肝、脾、肾关系密切。肾气旺盛，肝脾调和，冲任脉盛，则月经按时而下。西医认为，月经受内分泌因素影响，当内分泌失调时就会出现月经不调。

太冲为足厥阴肝经的原穴，是肝经上气血输注的穴位，具有调理肝气的功效。当肝气郁滞，气滞血瘀，月经不行或行经腹痛都可以通过此穴进行调节。取太冲穴时，可采用坐位或仰卧位，太冲穴位于足背侧，当第1、2趾跖骨连接部位中点。以手指沿跗趾、次趾夹缝向上移压，压至能感觉到动脉应手处，即是太冲穴。

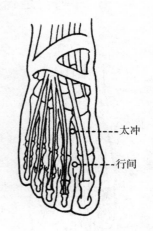

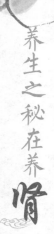

7. 神经衰弱，按隐白

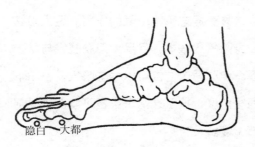

隐白　大都

神经衰弱是一类精神容易兴奋，脑容易疲乏，常有情绪烦恼和心理、生理症状的神经症性障碍。主要的症状有常感到精力不足，萎靡不振，记忆力减退，反应迟钝，注意力不能集中，工作效率显著减退，即使是充分休息也不能消除疲劳感，易兴奋又易疲劳，睡眠障碍（表现为入睡困难，易惊醒，多梦）。

隐白为足太阴脾经的井穴。《灵枢·九针十二原》说："所出为井。"也就是指，在经脉流注方面好像水流开始的泉源一样。"井"为地下出泉，形容脉气浅小。脾主思，所以隐白针对由神经衰弱引起的失眠、多梦、噩梦有很好的效果。隐白位于足大趾末节内侧，距趾甲角 0.1 寸的位置，神经衰弱且有睡眠障碍的患者可以在睡前按压此穴位来提高睡眠质量。

8. 耳鸣，足窍阴来帮你

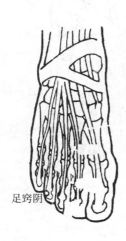

足窍阴

耳鸣，中医辨证可分实证和虚证两种类型。实证多为愤怒、肝胆风火上逆，以致少阳经气闭阻，多表现为耳鸣突然出现，鸣声隆隆不减，按之亦不减；虚证则为肾气虚弱，精气不能上濡于耳，表现为久病耳鸣，耳中蝉蝉，时作时止，劳累则加剧，按之鸣声减弱。

足窍阴为足少阳胆经的井穴，是胆经气血运行开始的地方，有通经活络聪耳的作用，对于胆经气闭所致的耳鸣实证有很好的疗效。足窍阴位于足第 4 趾末节外侧，距趾甲角 0.1寸（指寸）。也可在此穴位点刺放血作泻法，能够缓解由胆经热盛引起的耳鸣、耳聋、偏头痛。

四、手疗养肾

手疗是运用一定的按摩手法或按摩工具在双手特定的反射区或穴区进

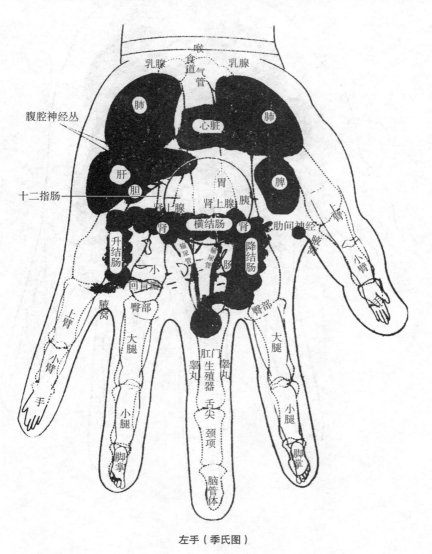

左手（季氏图）

行按摩而达到防病、治病目的的一种物理治疗方法。手疗作为中医推拿按摩的重要组成部分，对疾病治疗效果较好，安全无不良反应，而且经济、简便、直观，易于学习、推广和普及。

中医手疗歌诀称"常揉小指壮双肾"。双手小指远端第一道横纹处就是手上的肾穴，经常揉按此处可以起到养肾健体的作用。

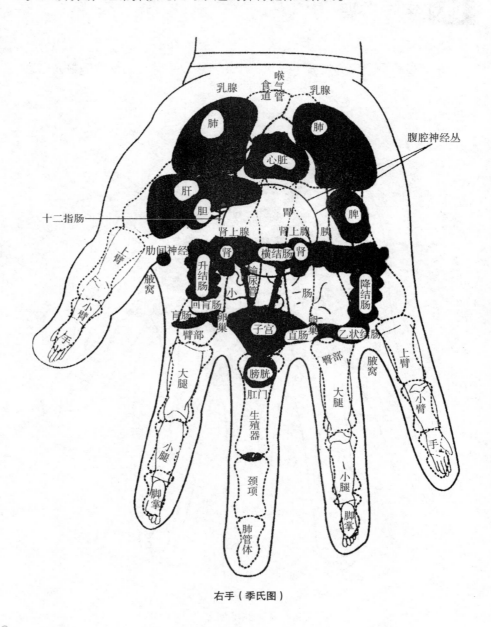

右手（季氏图）

手部有6条经脉循行，与全身各脏腑、组织、器官沟通，大约有99个穴位（区），可以反映全身五脏六腑的健康状况。按摩或按压这些穴位，几乎可以缓解全身疾病。其中小指对应心、小肠经络，并对应肾脏、循环系统。

　　想让您冗长的会议时间变得更有意义吗，或者电脑前休息的10分钟有了新内容，或是让餐前等待上菜时不再急躁……这一切只要我们敢想，在双手空下来的时间，都可以是养肾健身的时间。

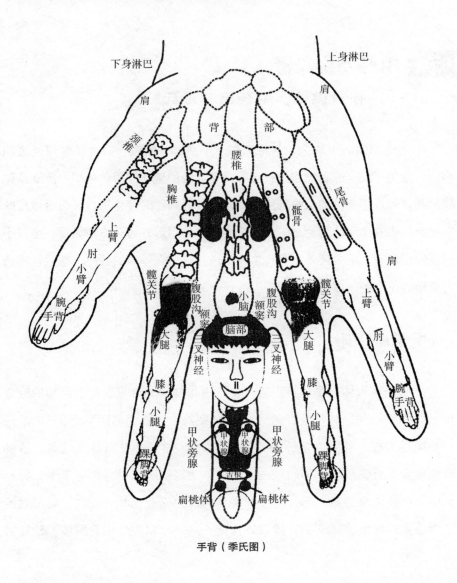

手背（季氏图）

其中按摩小指可缓解肩痛、腰痛、月经不调等肾脏失调所引起的症状。具体按摩方法如下：

① 先按摩左手。右手的拇指和示指按压左手拇指的两侧，感觉疼时再坚持 10 秒钟。

② 右手的示指和拇指分别上下夹住左手的拇指，用力按压，坚持 3 秒钟。

③ 换右手按摩，方法同前。

五、中药外用养肾

——补肾健体，中药出"奇兵"

中药外用的历史悠久，其特点在于不通过胃肠道，减少了对胃肠道的刺激，避免了肝脏的首过作用和对胃肠道环境的破坏作用；药物经皮肤或黏膜给药，可提高制剂的生物利用度，既可发挥局部治疗作用，又可透过皮肤或黏膜的吸收作用达到全身的治疗目的；以外用形式给药方法简便，全身不良反应相对较小。中药外用养肾主要是通过肾脏在体表的经络、腧穴，将药力直接透达肾经气血之中而起到医疗保健的作用。

1. 敷脐补肾

肚脐处有人体一个很特别的穴位，叫作神阙，意思就是上天给的缺口标记。神阙是任、冲、督三条经脉的交会穴，任脉为"阴脉之海"，总任一身阴经气血；冲脉、督脉为"阳脉之海"，总管一身阳脉之气血。故神阙总司全身经脉气血。神阙穴一源三歧，七经八脉纵横，贯穿于十二经脉之中，联系全身经脉。历代医家都将神阙视为保健强壮的要穴，经常对这个穴位做外敷填脐、艾灸、推拿等保健方法，可以收到强身健体、延年益寿的效果。

敷脐疗法是将配好的药物敷于患者的肚脐上，并盖上塑料薄膜和纱布，然后用胶布固定（古代的方法是，盖上树叶或菜叶，然后用布条捆扎），从而达到治疗疾病目的的一种方法。下面介绍几个敷脐补肾的常用药物。

① 温补壮阳，固精止遗。五倍子、炮姜、小茴香、龙骨各 5g，共研细末，混匀，以少许人乳调敷于脐上，固定 5~7 天，除去。用于治疗阳痿。一般用药 1 次见效，3~5 次可有明显效果。

② 温肾壮阳，固摄止遗。葱白 4~8 根，雄黄 1~3g（视年龄大小增减），于晚上临睡前敷于脐上固定，次晨除去，每日 1 次。用于治疗小儿遗尿。

运用此种方法时应注意，首先选择药物的时候要辨证论治；其次，为提高疗效，可采取局部适当加热或将药物加热的办法；再次，有些对皮肤刺激性较强的药物，在使用中要注意观察，防止皮肤起疱后溃烂，造成感染。

2. 药枕补肾

俗话说"药补不如食补，食补不如觉补"，可见睡眠在养肾保健中的重要地位。人生约有 1/3 的时间处于睡眠中，养生也不能让生命中这重要的 1/3 "冷了场"。运用药枕治疗保健的方法早在中国古代就已经存在了，唐代孙思邈《千金要方》载有："治头项强不得四顾方，蒸好大豆一斗，令变色，内囊中枕之。"明代李时珍《本草纲目》载："绿豆甘寒无毒，作枕明目，治头风头痛。"清代刘灏《广群芳谱》载："决明子作枕，治头风明目。"

药枕中的药物多具有芳香走窜的性质，作用于枕部穴位，通过经络的传导，对人体有调和气血、祛病延年的作用。现代医学认为，颈部有丰富的血管和神经，药枕直接作用于颈部的皮肤感受器和神经干，可以使之处于活跃、兴奋或抑制状态，从而调节血管和神经，改善局部微循环，使血流加快，肌肉松弛，神经得到调节，进而使机体内环境保持相对稳定。市场上药

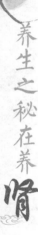

枕很多，要辨清自己的体质选择应用，选择错误也是无效的。

药枕的功效主要与所选择的药物有关，下面是一些常用补肾药枕的用药组合，仅供参考。

① 艾叶2000g，粉碎装入枕套做成药枕。长期使用此枕具有理气血、温经脉、逐寒湿、止冷痛之功效。适用于治疗腹中冷痛、经寒不调的虚寒证。

② 决明子2000g，略炒黄粉碎，装入枕套做成药枕。此枕适用于肝经郁火引起的头痛、目赤、口苦、便秘，或肝肾阴虚之目暗不明、眩晕以及高血压、动脉硬化等症。

③ 白术、川芎、当归、白芷、菟丝子、淫羊藿、肉苁蓉各30g，制成药枕睡之。能聪耳明目，补气填精，扶正活血。适用于肾虚气血不足者。

使用药枕还须注意：药枕的外套需选用透气性能好的棉布，不宜用化纤类制品；药枕使用时每隔1个月翻晒1次，以使药枕保持干燥，防止药物发霉。使用中如出现皮肤瘙痒、斑疹、发红等过敏现象，应停止使用。

六、拔罐健肾

——疏通经络，行气活血

拔罐，是利用燃火、抽气等方法排出罐内空气，造成负压，实际吸附于腧穴或应拔部位的体表，使局部皮肤充血，以达到防治疾病目的的方法。拔罐古称角法，在马王堆汉墓出土的帛书《五十二病方》中已有记载，历代中医文献中也有很多论述。起初主要为外科治疗疮疡时，用来吸血排毒的方法；随着医疗经验的不断积累，不仅火罐的治疗和拔罐的方法有所改进和发展，而且治疗的范围也逐渐扩大。

中医认为，拔罐法具有通经活络、行气活血、消肿止痛、祛风散寒等功效。现代研究发现，拔火罐通过物理的刺激和负压，人为造成毛细血管破裂瘀血，调动人体干细胞修复功能及坏死红细胞吸收功能，能促进血液循环，激发精气，调理气血，达到提高和调节人体免疫力的作用。下面介绍几个能够通过拔罐健肾的穴位。

1. 三阴交——调补精血

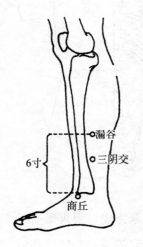

三阴交，是肝、肾、脾三条阴经交汇的地方，因此称为"三阴交"。三阴交穴位于小腿内侧，在足内踝尖上3寸（四根手指的宽度），胫骨内侧缘后方。肝藏血，脾统血，肾藏精，"精血同源"。肾为先天之本，脾为后天之本。所以经常拔三阴交穴，有健脾利湿、滋阴补肾、活血通络、祛瘀止血等功效。三经气血调和，则先天之精旺盛，后天气血充足，可以达到调补精血、健康长寿的目的。

2. 关元、气海、命门——增补元气

关元与气海穴都具有强壮作用，为中老年保健的重要穴位。古人认为，气海"元气之海"；关元位于下腹部，前正中线上，当脐中下3寸，是人体足三阴经（肝、脾、肾）与任脉之交会穴；命门穴位于背部正中第2腰椎棘突下，是督脉的重要穴位，为"生命之户"，乃真气出入之所，具有补肾壮阳的作用。所以经常拔这几个穴位具有培补元气、益肾固精、延年益寿的作用。

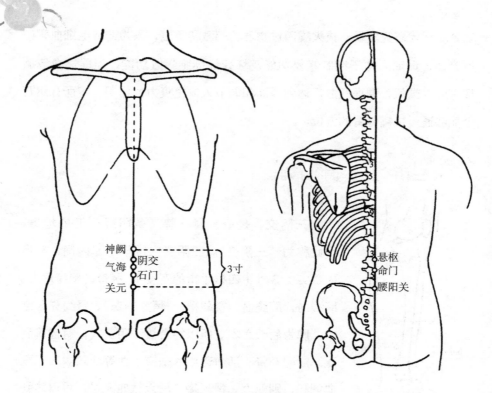

神阙
气海　阴交
　　　石门
关元　　　　　　3寸

悬枢
命门
腰阳关

　　　个人在这里建议，还是使用火罐为宜。气罐看起来方便，但火罐有加热的作用，在一定程度上能帮助患者的血液运行，有温阳益气、活血化瘀之效。

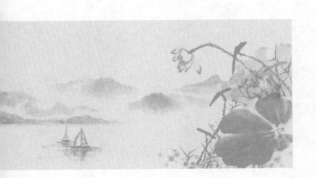

第六章 精神养肾法

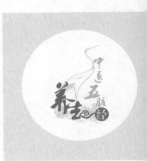

一、精神内养

——养生先养神

精神养生法，是指通过净化人的精神世界，自动清除贪欲，改变自己的不良性格，纠正错误的认知过程，调节情绪，使自身心态平和、乐观、开朗、豁达，以达到健康长寿的目的。精神养生法类似于现代医学的心理卫生保健法，但内容更加丰富。

传统养生学强调"形神统一"的理论。所谓的"形"即形体，是指人的机体而言。而"神"则有广义与狭义之分。广义之神，是指整个人体生命活动的外在表现，包括全部生理性或病理性的外露征象。狭义之神，是指人的精神、意识、思维活动。形神统一，是指形体与精神相统一。形是神的物质基础，神是形的生命表现，只有形神统一，才能达到健康长寿的目的。

中医学认为神是生命活动的主宰，能够统帅人体脏腑组织的功能活动，并提出"形神相因"的理论，认为人体生理功能与精神活动是密切相关的，精神因素可以直接影响脏腑阴阳气血的功能活动。一个人如果精神愉快，性格开朗，对人生充满乐观情绪，就会阴阳平和，气血通畅，五脏六腑协调，机体自然会处于健康状态。反之，不良的精神状态，可以直接影响到人体的脏腑功能，使得脏腑的功能失调，气血运行阻滞，抗病能力下降，正气虚弱，而易于导致各种疾病。

《黄帝内经》说："恬淡虚无，真气从之；精神内守，病安从来。"这句话说明，人在生活中只要保持心情愉悦以及清静无为的精神状态，生命能量的真气便可从之而生，旺盛的运行。神不外驰，则正气内存而邪不可干。养生之道贵在心态平和、乐观，忘掉困难和烦恼，随心情散步，不强求，少私寡欲，对自己的"私心"和"贪欲"进行自我克制并清除。使心胸豁达坦荡，气量大，学会知足常乐，对自己的生活、工作均有充分的满足感。另外，应多行善事，从中体验自我价值，获得幸福满足感。神的正常活动靠精血的充养，"精血同源""肾藏精"，养肾能养神，养神可保健，才能不得病。

二、肾的情志
——教您了解肾的脾气

七情，即喜、怒、忧、思、悲、恐、惊七种情志变化，分属五脏。《素问·阴阳应象大论》中说"心在志为喜""肝在志为怒""脾在志为思""肺在志为忧""肾在志为恐"，并称为"五志"。"人非草木，孰能无情"，七情是人体对外界客观事物的不同反映，是生命活动的正常现象。正常情况下是不会使人发病的，但在突然、强烈或长期不良情志刺激下，超过了正常的生理活动范围时，则会导致脏腑气血功能紊乱，疾病就会随之发生。中医称之为内伤七情。

情志因素不仅可以直接导致多种疾病的发生，而且对所有疾病的转归也起着重要作用。陈无择论述七情时说："喜伤心，其气散""怒伤肝，其气击""忧伤肺，其气聚""思伤脾，其气结""悲伤心包，其气急""恐伤肾，其气怯""惊伤胆，其气乱"。我们常听说谁打麻将和一个大的有高兴过去的；生气导致脑出血的；发愁成抑郁症的；思虑过度一夜白头的；悲伤过度出现意外的；害怕吓尿裤子的。尤其是中老年人，因"肾气虚衰"，身体逐渐衰老，五脏精气俱损，缺乏藏神物质的滋养，易形成"五志薄弱"，出现七情所致的各种疾病。

恐（惊）为肾志，是人对外界突发刺激的应激反应。肾是人们表达惊恐之志的主要脏器。《内经》曰："惊则气乱，恐则气下。"故人们在受到剧烈惊吓时，可见大、小便失禁、目瞪口呆、惊慌失措、遗精滑泄，甚则昏厥。之所以如此，是因为肾主前后二阴，主司二便，而突然昏厥、不省人事，则与肾藏精，生髓充脑有关。惊恐在正常情况下对机体是有一定益处的，可以引起警觉，避免机体遭到危害。然惊恐过度，则反会耗伤肾气，使得肾气下陷，甚者还会导致死亡。这方面的例子并不鲜见：刘某，经营一间杂货店，包工头林某曾在她的店里赊账，于是刘某拿走了林某的一个煤气钢瓶抵账。当林某遇到刘某，提出要他归还那个煤气瓶，刘某因林某仍欠着杂货店的账而与之争吵起来。气急之下，林某恐吓刘某说："谁欠你的账？你不把煤气瓶送过来，我就打死你。"听了这句话后，刘某当场吓得瘫倒在地并休克过去，虽立刻被送到医院抢救仍不治身亡。后经法医鉴定，情绪激动是导致其死亡的诱发因素。

另一方面，若是肾脏本身有疾病，亦可影响其情志表达。人们常会说：谁谁天生就是个大胆，或哪家的孩子一天像个小猫似的，见人躲着走。其实胆子大小，不仅与胆有关，与肾也有着密不可分的联系。肾脏素虚者，多不喜言语，身体羸弱，易受惊吓。而往往早产的孩子这种情况最明显，因其未足月产，发育尚未完全，故肾精尚虚，症见易哭易闹、羸弱易病、怕见生人。可见肾就像人一样，也是有脾气的。

三、恐则伤肾
——吓出来的肾病

当一个人讥笑另一个人胆小时，常常会说："看你吓得都快尿裤子了。"其实这句看似玩笑的话，是有其依据的。恐，通常又称惊恐。确切地说，惊与恐有一定区别，惊是指受到突然的、意外的、较强烈的刺激，常为自己所不知之事；恐则是指恐惧过度，常为自己已知之事。但因惊后每可致恐，恐者亦每遇事

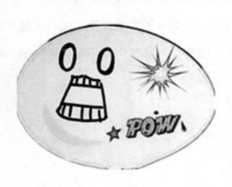

易惊，所以常将两者相提并论。上文提到恐（惊）为肾之志，而惊则气乱，恐则气下。当突然受到惊吓时，可出现大、小便失禁、目瞪口呆、惊慌失措、遗精滑泄、昏厥等，这些症状有时随后即可消失，不影响日后生活，亦有留下后遗症、困扰人终生者。

有一次，某厂组织游"鬼都"，说起"鬼"，会计张某心里就有些"寒"。刚进"鬼门关"，那种阴森恐怖的气氛就使张某不寒而栗，全身直起鸡皮疙瘩。突然间，一个"女鬼"砰地跳到他面前，顿时吓得他脸色苍白、胸闷气短、小便失禁，后被工作人员送出。事后2个月，张某精神渐复，但却遗留下胸闷气短的毛病，且常自觉身体由里向外透着凉气，夜间时有遗尿。

除此案例外，在《古今医案按·诸虫》中也记载了一个经典案例：有一个人因酒醉后误饮了生有小红虫的水而恐惧不安，怀疑自己生了病。医家将红线剪断如蛆状，用巴豆两粒，同饭捣烂，加入红线做成丸，令患者于暗室内服下。药后患者大便于盛有水的便盆里，见到红线在水中荡漾如蛆，患者以为虫已驱下，诸病也豁然治愈。

对于正常人，过度的惊吓可引起疾病，而对于肾脏素虚者，有可能一个不大的恐吓即可伤及肾气。《三国演义》中有这样一则小故事：张飞在当阳桥上一声大喝，就把曹操身边那人给吓死了。当然，有点夸张，但是，就中医的理论来说，被吓死的那个人肯定肾脏素虚。因为肾与恐对应，肾虚，易受惊吓，故被吓死也是有可能的。我们时常躲于暗处，待人走近突然发声惊吓，这看似不大的玩笑，却有可能给他人带来不小的伤害。故不可无故吓人，徒伤他人肾气；亦不可为求刺激，看鬼片、鬼故事，惊扰了自己的"阴阳之本"。

四、五志相胜

——五行中得出的情志养肾妙法

情志，指人的心理活动。而情志疗法作为一种疗法，由来已久，被称为中医的心理疗法。历代医家非常重视心理治疗的作用，指出善医者，必先医其心，而后医其身。古代医家创立了很多有效的心理、精神疗法，并留下了很多心理治疗的医案。

情志相胜疗法，又称为以情胜情法、五志相胜疗法、以情志克制情志疗法、情态相胜疗法等，即运用五行相胜原理，有意识地采用一种情志活动去控制、消除、调节某种情志对患者不良情绪的影响，从而达到治病的目的。中医所说的"七情"指喜、怒、忧、思、悲、恐、惊七种情绪。喜归心而属火，忧（悲）归肺而属金，怒归肝而属木，思归脾而属土，恐归肾而属水。《内经》指出：金克木，怒伤肝，悲胜怒；木克土，思伤脾，怒胜思；土克水，恐伤肾，思胜恐；水克火，喜伤心，恐胜喜；火克金，悲伤肺，喜胜悲。情志相胜疗法始创于《内经》，以后不断得到发展。

中医认为，恐为肾志，思为脾志，因土能克水，而肾属水，脾属土，所以可用脾之志——"思"来治疗各种由肾之志——"恐"引起的疾患。即采用让患者思考问题的方法，使患者神志清醒，思维正常，理智地分析产生恐惧的原因，逐渐克服恐惧情绪，进而治愈因惊恐过度所致的身体疾病。临床上，医生可"以虑彼志此之言夺之"。通过说理开导，促其反思，并在理念支配下去领悟事物的真实状况，主动排解惊恐等不良情志，从而获得精神上的轻松、愉快，其病自可渐愈。或和患者一起研究生命之源，深究生死，对其进行深入的思考，使患者对生死不再恐惧，从而病愈。所以当你对某些事物过于恐惧时，不妨用许多开心的、不开心的、高兴的、不幸的事将大脑占满，让自己不断思考，以缓解心理的恐惧。

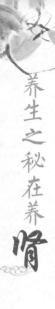

五、娱乐减压

——玩出来的健康

娱乐减压疗法，又称为以情移情，属中医意疗范畴。通过"移情"分散转移患者的注意，使患者从苦闷、悲观、烦恼、恐惧的不良心境中解脱出来，将内心虑恋转移到另外的人、事或物上。而"易性"就是排遣、改变其性情或不良习惯、生活模式。曾有一老年退休患者，因不适应新环境而出现情绪低沉、燥热、寐少梦多的病症。嘱以书法、养花、欣赏音乐以移情易性，建立新的生活秩序，一月后便不治而愈。

其实我们在生活中，都曾有意无意地用过娱乐减压疗法对抗恐惧。当我们晚上行走于伸手不见五指的小路上时，我们总是有意无意地大声唱歌；当雷雨天我们独自在家时，亦会把音乐开到最大，随着其尽情旋转；当惧怕打针时，我们会无目的地与周围的人闲聊。总之，娱乐减压疗法就在我们身边，听一听音乐，欣赏一下戏剧，打一场球赛，看一场幽默的小品，这样不仅可以陶冶情操，提高自身素质，还可以开怀一笑，振奋精神，将恐惧、紧张、苦闷的情绪一扫而光。

其实，令我们烦心的无非是功名与家事，这些都是生不带来死不带去的东西。功名这东西是柄双刃剑，表面风光，内则烦恼。如果强求，即使获得也可能因为能力有限等原因，徒增更多的烦恼。世上本无烦恼，都是自己找来的。

六、脱敏疗法

——增强肾的抵抗力

系统脱敏疗法，又称交互抑制法。这种方法主要是诱导求治者缓慢地暴露出导致神经症、焦虑、恐惧的情境，并通过心理的放松状态来对抗这种焦虑情绪，从而达到消除焦虑或恐惧的目的。如果一个刺激所引起的焦虑或恐怖状态在求治者所能忍受的范围之内，经过多次反复的呈现，他便不会再对该刺激感到焦虑和恐怖，治疗目标也就达到了。这就是系统脱敏疗法的治疗原理。实质上，系统脱敏疗法就是通过一系列步骤，按照刺激强度由弱到强、由小到大逐渐训练心理的承受力、忍耐力，增强适应力，从而达到最后对真实体验不产生"过敏"反应，保持身心正常或接近正常状态的过程。系统脱敏疗法主要用于治疗恐怖症，通过想象或给予合理的现实刺激以谋求症状减轻。

　　金元时期有位叫张子和的名医，曾治一女患者。该妇人夜宿客栈时，遇盗贼抢劫而受惊过度，从床上摔下。此后，只要听见有一点响声，便会惊倒，不省人事，用各种药物治疗一年多而不见效。张子和认定其为惊恐所伤，叫来两个侍女，抓住患者的两手，按在高椅上，面前放置一小茶几，说句"请看这里"，便用木块猛击小茶几，患者大惊，张子和忙解释："我用木块击茶几，有什么可惊慌的呢？"待她稍平静后，又击，惊恐就轻缓些了。重复三五次以后又用木杖击门，进一步叫人在她背后敲击窗户，患者逐渐变得安定。晚上又叫人敲她的窗子，患者不再晕倒。几天之后，妇人即使听到打雷也不再惊惧了。这就是中医治疗多样性的魅力，可谓是"以毒攻毒"。

七、生活环境调整

——关注肾的"衣食住行"

　　"应激"一词源于英文"stress"，原意为"紧张、压力、应力"，我国医学界将其译为"应激"，多用于描述动物与其所处环境之间的关系及对环境的适应。就像我们对恐惧的反应一样，应激本身不是一种病，但却是一种或多种病的发病原因。应激反应发生时间过长，不论程度强弱，都可引起疾病甚至死亡。引起应激反应的因素很多，包括环境、群体、营养等，能引起机体出现应激反应的刺激源统称为"应激源"。对于恐惧而言，我们所惧怕的事物，便是"应激源"。

其实摆脱恐惧很简单，所谓"眼不见为净"，有些时候只要摆脱"应激源"就可以了。有一老农，居住在山脚下，山上有狼群，夜夜嚎叫，老农闻狼嚎则惧，其实山下有栅栏，狼根本无法下山伤及农户，但老农却无法自制，每闻狼叫必惶恐不安，夜夜难以入睡，久而久之烙下了病根。其子在外打工，略有成就，问及此事，便要求其父入城与其同住，老农拗不过儿子，便搬入城中，至此以后老农再未闻及狼叫，其病不治而愈。

八、信念支持

——为肾找个"靠山"

最近看到一本据说风靡美国 100 年的健康养生方案，叫《精神信念决定生老病死》，其中提到：当一个人头脑中只有关于健康的想法时，他体内的功能就会正常运行。想要拥有健康的理念，就必须先培养自己的健康意识，以一种健康人的姿态去思考和生活。记住，不要对疾病念念不忘，要多

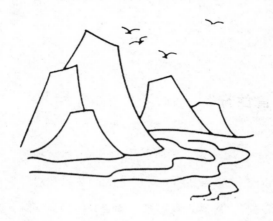

想想怎样才能获得健康。你思考的事情、说出的话、做出的行动都应该与健康的理念和谐统一，尽力避免和疾病扯上关系。这本书主要讲的就是人类信念的力量。说白了就是只要你想健康，真的把健康当作人生目标，你就会拥有他。

其实这个提法并不稀奇，信念是足以影响人一生的。如老子的无为，

孔子的入仕，影响了一批又一批人。我国古代许多人欲修道成仙也是一种人生的信仰，而许多修道之人也确实到了高龄无疾而终，本人并不是建议读者们去修仙，而是希望大家找到并坚定自己的信念，做到对自己有心，对自己负责。关幼波先生常说："养生之道没有什么诀窍，我的体会是精神最重要，坚定信念，随心所欲，随遇而安，是健康长寿的关键。"关老说过，他活了80多岁了，就是没心没肺。"文革"期间，关老被当作反动学术权威打倒，他最得意的学生站出来批斗他，老伴被剃了"阴阳头"。逆境中，关老并没有消沉，每天仍早出晚归，努力工作。能治病救人，就是他最大的满足，他常说："治病是我一生最大的乐趣，名利对我全是身外之物。"正如关老所说的"养生之道最关键的是精神方面"，坚强的意志，心情舒畅，心态平和，养精养神，学会"逆来顺受"，不要被外界因素所干扰，对身体才有好处。

其实人不能与天斗，洪水、地震是不可抗拒的；更不能和自己犟，自己为难自己那是愚钝之人。快乐是一辈子，痛苦也是一辈子，您还是选择快乐一辈子吧！

第六章 精神养肾法

九、情绪调节

——清心静神，薄利寡欲

情绪，是人各种的感觉、思想和行为的一种综合心理和生理状态，既属于自己，也不属于自己。当情绪属于自己时，我们可以做"情绪的主人"；当情绪不属于自己时，我们就只能做"情绪的仆人"。而在现代生活中，随着人们生存压力的增加，"清心静神，薄利寡欲"这看似简单的事，却没有几个人能做到。

电视、报纸上常会见到一些报道，某某在不经意间得到一个无价之宝，后担心宝贝被偷，整日惶恐不得入睡，甚至由此得了疑心病，不但怀疑家人因夺宝要害自己，就连路上的陌生人经过，他都认为是有人刻意安排的。在外人看来这很可笑，其实不然，每个人都有私欲，这种私欲或多或少会影响情绪，若控制得好，就可以做"情绪的主人"，控制得不好，便会沦为"情绪的仆人"，而大多数人往往就沦为"情绪的仆人"。俗话说得好，"无知者无惧"，此处的"无知"并不是我们通常所说的无知，而是假若无知。任何事物，若不在你眼中，即使是和氏璧，也一文不值，更不会在你心里激起丝毫涟漪，正所谓不曾得之，何惧失之。"清心静神，薄利寡欲"正是这种境界。难得糊涂也是这个道理，心里都是事，总有满的一天，他要是罢工了那什么都没有了。

谈及这种无为思想，我们不得不提到老子。人生在世，究竟是什么东西最重要？在今天，老子思想似乎成了消极的代名词，但在目睹了太多的殉财贪夫，老子不仅大声疾呼起来：名与身孰亲？身与货孰多？得与亡孰病？人生在世，最宝贵的是生命，无论怎样，失去生命就失去了一切的根本。即使不死，而得到令人羡慕的功名利禄，声色犬马之娱，又能如何呢？还不是柴米油盐酱醋茶，过多的又何曾不是负累，患得患失。最后本人就以白居易的一首七律相赠吧。

> 吉凶祸福有来由，但要深知不要忧。
>
> 只见火光烧润屋，不闻风浪覆虚舟。
>
> 名为公器无多取，利是身灾合少求。
>
> 虽异跨瓜谁不食，大都食足早宜休。

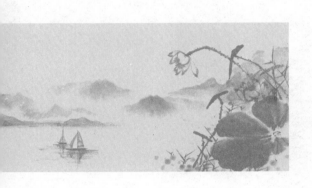

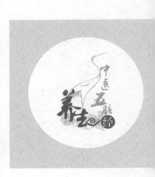

第七章

细节决定肾健康，生活中的保肾学问

一、生活中肾的"神秘杀手"

　　肾脏健康之于危险因素，一个在明处，一个在暗处。你注意或者不注意，它就在那里；你靠近它，进入它的"势力范围"，它就会伤肾于无形之中。古时候威胁人类健康的是"虚邪贼风"；现代社会危害肾脏健康的因素也随着物质生活的丰富而变得品种多样，但同时也让我们对危害肾脏健康的因素有了更多的认识。下面将介绍生活中影响肾脏健康的因素，主要有以下几大类：减肥药物，电磁辐射，食品污染，滥用药物、补品，装修、工业原料。

1. 药物减肥——美丽不要以肾为代价

　　不论是出于对美的追求还是对健康的考虑，准备减肥和正在减肥的人群可谓是空前壮观，所以超级火爆的减肥市场造就了铺天盖地的减肥广告和五花八门的减肥产品。几乎每一种标榜"纯天然""无毒""无副作用""几天保证瘦多少斤"的"神奇"减肥药的背后都隐藏着不可告人的急功近利的秘密成分。药物减肥主要是通过四个途径：一是降低食欲；二是减少吸收；三是激素；四是利尿剂。所以减肥药最常见的不良反应就是营养失衡、代谢紊乱和内分泌失调。肾脏是人体的代谢器官，大部分的药物都要通过肾脏排泄，所以不论是通过何种途径的减肥药物都会直接或间接增加肾脏的负担，影响肾脏功能，严重的可造成肾功能不全或"尿毒症"。

　　市场上还有许多标榜"中药减肥"的产品，对身体的损害也不都如广告宣传的那样"靠谱"。中医认为，肥胖的主要病机为阳气虚衰、痰湿偏盛的本虚标实之证，治疗上多用补虚泻实之法。但有些急功近利的商家为了效果而重在泻实轻于补虚，就会出现虚者更虚的结果。肾为一身阴阳之根本，

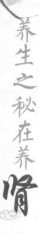

泻药伤及肾之阳气，阳气受损，动力不足，会出现乏力、嗜睡、头晕等表现；泻药还会伤及阴液，肾阴不足，无以濡养，可见皮肤干燥没有光泽等。长期在补泻上厚此薄彼，就会出现失眠、心悸、月经不调、脱发等全身气血阴阳失衡的表现。

俗话说"一口吃不出来个胖子"，同样一口也吃不出来个瘦子。减肥不能急功近利，不要迷信"广告"，要相信科学。肾为先天之本，在吃减肥药前一定要看看是不是你的肾也能经得起考验。我经常举这个例子，现在大医院妇科门诊 30 岁不到来治疗闭经的人，可谓是络绎不绝。闭经不是吃错了药就是营养不良，大多数原因就是减肥。营养不良看着苗条，但闭经后代谢紊乱、自洁系统障碍等，其他妇科疾病一马当先。不能生育，结婚成了问题，结了婚的要离婚，影响家庭幸福，来自家庭、社会的压力又加速了疾病的进展，加速了人的衰老，所以体重正常去减肥，是有百害而无一利的事情。

2. 电磁辐射——远离这无形的"危险"

电脑、打印机、手机、微波炉、电磁炉、空调、吹风机、电灯等，只要有电的地方就有电磁辐射，只是大小不同，对人体损害的程度不同。电磁辐射，又称电子烟雾，现代人几乎都是生活在这种无形的电子烟雾之中，尤其是在大都市中生活的人们，几乎找不到没有电磁辐射的地方。

大量与电磁辐射有关疾病的报道层出不穷，如不孕不育、孕妇流产、胎儿畸形、儿童生长发育异常、儿童白血病、亚健康状态等，电磁辐射的"罪状"不胜枚举。还有研究表明，电磁辐射能够使肾小球滤过膜超微结构发生改变，影响肾脏功能，增加血尿、蛋白尿的发生率。虽然中医没有关于电磁辐射罪行的记载，但这些异常的表现都与中医所说肾的相关病证有关。从这个角度分析，电磁辐射对健康的威胁，影响了肾藏精，主生长、发育、生殖的功能。

电磁辐射这个"贼风"，我们该怎么避之有时呢？在室内电器密集的地方，可以摆放一些吸收辐射的植物（如仙人掌）；工作时尽量远离正在运行的电器；散步、居住的地方要远离高压线、发射塔、工厂等；多食用一些胡萝卜、豆芽、西红柿、油菜、海带、卷心菜、瘦肉、动物肝脏等富含维生素A、维生素 C 和蛋白质的食物，以利于调节人体电磁场的紊乱状态，加强机体抵抗电磁辐射的能力。

3. 食品污染——小心伤害肾

说到食品污染，"三聚氰胺""大头娃娃""结石肾"等事件，现在还让人心有余悸。食品生成、加工、运输过程中的每一个环节都是污染侵袭的入口，而肾脏作为大部分污染物质的出口，无时无刻不在经历着食品污染的"冲刷"。

对肾脏功能有害的食品污染物质种类繁多，分为生物性、化学性、物理性三大类，每一类都在考验着我们的肾脏、我们的健康。生物性污染主要有各种细菌、病毒、虫卵等，如肝炎病毒，近年来发现它不仅攻击肝脏，对肾脏也有侵犯；化学性污染，如农药、有毒金属都会造成肾实质的损害，导致肾功损害；物理性污染，如被放射性物质污染过的水、食物等进入人体后都会对肾脏的功能造成损害。肾脏是人体的"净化器"，进入血液中的有毒物质大部分要从这里排出体外，或是永久的留在肾滤过膜上，造成了肾脏不可逆的损害。虽然每个人有两颗肾脏，但是不可逆的损害还是会造成我们肾脏代偿能力受损。就像河道里的淤泥，每次洪水过后都要及时清理，防止下次暴雨来临，洪水溢出河岸泛滥成灾。所谓的"不可逆的损失"就是河道里无法清除的"淤泥"，所以肾脏代偿能力的下降，无形中就增加了下一次遭遇"洪水"的危险。

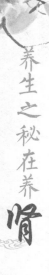

4. 滥用药物——肾的承受力是有限的

无论是中药还是西药都讲就对证（症）下药，不可乱用药物。药物进入体内后会在肝脏内减毒，但药物的肾毒作用还是存在的，到达肾脏后就会毒害所经过的肾单位。生活中，常被滥用且具有肾毒性的药物主要有以下几类。

解热镇痛类。如扑热息痛、各种消炎药等，这类药物是经常被人们滥用的药物。过量扑热息痛所生成的毒性代谢产物同样可损害肾脏，造成肾细胞坏死，特别是合用水杨酸钠或咖啡因时，更易损伤肾脏。

抗生素类，如庆大霉素、磺胺类、链霉素、万古霉素、利福平等。这类药物滥用的后果现在已经显现出来，病菌的耐药、变异远远超过了抗生素的研发速度。庆大霉素的肾毒性主要表现为蛋白尿，有些会出现急性肾衰竭，所以使用此类抗生素时应该注意监测肾功能。

利尿药及渗透性药物。甘露醇、呋喃苯胺酸、汞利尿剂、利尿酸钠、醋唑磺胺、低分子右旋糖酐等，这类药物主要用于降压或是减肥，剂量过大、使用不当会造成代谢、离子紊乱；使用过量还会造成急性肾损伤。

此外，具有肾毒性的药物还有抗癌药（如环磷酰胺、甲氨蝶呤等）、抗癫痫剂（如苯妥英钠、苯巴比妥等）、诊断用药如高浓度碘造影剂（肾盂造影及主动脉造影等）、麻醉剂（如吗啡、氯仿、甲氧氟烷等），以及呋喃唑酮、呋喃咀啶、感冒通、甲氰咪胍等。

近年来发现有一些中药也具有肾毒性，不能够长期使用，如植物类中药，有雷公藤、草乌、木通等；动物类中药如斑蝥、鱼胆、海马、蜈蚣、蛇毒等。在应用上述中药时，一定要注意使用的剂量和时间，避免造成不良的后果，且一定要注意不可长期使用一种药物。

5. 滥用补品——错补不如不补

人们保健意识的提高也造就了补品市场的繁荣，各种吹嘘产品功效的广告做得也是颇有煽动性，吃些补品有助健康的想法愈加深入人心。中医讲"虚则补之"，不分虚实随意进补的结果是还不如不补。下面就举两个补还不如不补的例子。

补到流鼻血。王女士经常小腹冷痛，有人告诉她当归生姜羊肉汤可以治疗腹中寒疝、虚劳不足，她觉得很对症，就买了一斤羊肉、半斤当归熬了一大锅当归生姜羊肉汤。一个人喝不完又怕浪费，就与家人分享，结果第二天早上，王女士的丈夫跟儿子都流鼻血了。

服保健品肝脏钙化。老王退休后经常听些健康讲座，根据自己的症状结合所学到的养生知识，他为自己买了多种补脑、补钙、补微量元素的营养保健食品。吃了 2 个月后，感到身体不适到医院检查，结果发现他因"进补"太多导致肝脏钙化，必须住院治疗。

对身体的过度关注、营养知识的缺乏和一些广告不正确的引导是各种补品、药食在群众中泛滥的主要原因。补品有药性的寒热、药味厚薄的不同，才可以像拼图一样补充人体的不足。为此，提醒大家，进补必须适度合理，不能盲目乱补。即使补了，如果过量，对身体也是负担，达到一定限度后是不能被吸收的。

6. 装修、工业原料——不知不觉中缠上你的"肾"

近年来，由于室内装修、工业原料污染问题引发肾病的案例在全国各地不断发生。这类的报道屡见不鲜，而且触目惊心。

装修、工业原料中的汞、镉、铬、铅及砷等，以及甲醛、苯、甲苯、酚等有机溶剂均可严重损害肾脏。人们接触高浓度有机溶剂毒物几天至几周内，即可出现少尿、浮肿症状，实验室检查可见血尿素氮、肌酐升高，尿糖、尿蛋白、尿酶亦升高，出现急性肾功能衰竭。若长期接触低浓度有机溶剂毒物，会导致肾炎综合征或肾病综合征，或加重原有慢性肾脏病变，加速进展至尿毒症。有专家分析，对肾脏造成危害的装修、工业污染物主要通过四种渠道产生危害：一是通过呼吸直接入肺入血；二是通过皮肤吸收进入体内；三是通过污染周围村庄的空气、土壤、水；四是通过污染的手、食物等使有机溶剂毒物经消化道进入体内。

室内环境污染、工业污染多是悄无声息地慢慢吞食着健康人的肾脏功能，不要等到东窗事发之后才知晓，因为时已晚，肾功能的不可逆性损伤是多少赔款都买不回来的。所以，在日常生活中要注意这个无形的"健康杀手"，健康装修很重要。

二、肾阳虚？肾阴虚
——辨清类型，对症下药

1. 肾虚不分男女，分阴阳——辨证施治

说到肾虚，许多人会想到男士的性功能障碍，认为女人不能有肾虚，这是错误的观点。性健康问题不能简单地归结为"肾虚"，女人同样也会肾虚。《素问·阴阳应象大论》中说"察色按脉，先别阴阳"，就是说中医四诊之后要先辨别是阴证还是阳证。阴阳辨证是中医八钢辨证的总纲，所以说肾虚无男女之别而有阴阳之别。

中医对治疗肾虚有一个著名的论断叫"益火之源，以消阴翳；壮水之主以制阳光"。下面分别介绍。

2. 肾阴虚——壮水之主，以制阳光

肾阴亏虚，会出现两方面的症状：一是相关组织失于濡养；二是虚热内生。肾阴亏虚，脑髓、耳窍、骨骼失养，出现腰膝酸软而痛、眩晕耳鸣、齿松发脱等症状；肾阴亏虚则经血来源不足。肾之阴阳平衡好比是天平的两端，肾阴亏虚，则肾阳就相对亢盛，所以就会出现热象，但这个热并不是疾病的病因而是阴虚的病理产物，所以叫做"虚热"。虚热主要表现为潮热盗汗、五心烦热、咽干颧红、舌红少津、少苔或者无苔；同时虚火妄动，扰动精室，出现男子遗精；阴虚火旺，迫血妄行，则女子月经失调；阴不制阳，虚火内生，还会扰及心神，出现失眠多梦的症状。六味地黄丸被认为是滋阴之祖方，后人方中又加入知母、黄柏，滋阴之中兼寓抑阳之意。

3. 肾阳虚——益火之源，以消阴翳

肾阳虚衰，则温煦、生殖、气化功能下降。肾阳失于温煦会出现腰膝酸软冷痛；因为肾居下焦，为阳气之根，温煦失职则畏寒肢冷，下肢尤甚；阳虚温运无力，面失所荣，则面色㿠白。肾阳不足，生殖功能减退，会出现男子阳痿、早泄，女子宫寒不孕、性欲减退；肾阳虚，温化无力，固摄失职，出现小便清长、夜尿频多；肾阳虚甚，气化无权，便会出现水湿泛滥的表现，浮肿，腰以下肿甚。"益火之源，以消阴翳"，通过扶阳益水来消退阴寒。金匮肾气丸是温补肾阳，消除阴寒的代表方剂，就是在六味地黄丸的基础上添加了肉桂、附子两味扶阳的药物，助气化以利水。

两者简单地说就是寻求一种平衡。人体是一个动态平衡的整体，阴和阳是健康天平的左右，如果一方或多或少，就要用药这个砝码来调节人体的平衡。

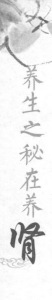

三、养肾四季歌

肾有阴阳之气，应季节变化而不同，因此养肾也有季节特征。

1. 春季养肾，饮食以清淡甘味为主

肾脏病的治疗和肾脏的保健除了根据病情症状进行治疗和调养外，也要依据节气的不同加以配合用药。春季主生发，此时服用强肾配方与固肾药膳，对肾功能初期恶化与肾病末期患者的疗效皆可达 6 成以上。另外，春季肝经当令，肝肾同源，补肝有助于补肾。"春夏养阳"，饮食以清淡甘味为主，宜少酸增甘，不可过于辛辣油腻，以免损及肝肾，因此建议食用蔬果清淡食品。

想要在春天好好养肾，生活调理也不可忽视，例如早起呼吸新鲜空气、做柔软体操，尤其应注重保暖，以免罹患感冒。

早春时期为冬春交接之时，气温仍然寒冷，人体内消耗的热量较多，所以宜于进食偏于温热的食物。饮食原则为选择热量较高的主食，并注意补充足够的蛋白质。饮食除米面杂粮之外，可增加一些豆类、花生、乳制品等。早餐：牛奶 1 袋（250mL 左右），主食 100g，小菜适量。午餐：主食 150g，猪、牛、羊瘦肉（或豆制品）50g，青菜 200g，蛋汤或肉汤适量。晚餐：主食 100g，蛋鱼肉类（或豆制品）50g，青菜 200g，豆粥 1 碗。

春季中期，气温骤冷骤热，变化较大，可以参照早春时期的饮食进行。在气温较高时，可增加青菜的食量，减少肉类的食用。

春季晚期，春夏交接之时，气温偏热。饮食原则为选择清淡的食物，并注意补充足够维生素，如饮食中应适当增加青菜。早餐：豆浆 250mL，主食 100g，小菜适量。午餐：主食 150g，鱼蛋肉类（或豆制品）50g，青

菜 250g，菜汤适量。晚餐：主食 100g，青菜 200g，米粥 1 碗。

　　春季养好肾，身体抵抗力强了，一年就少得病。

2. 夏季养肾切忌上火

　　夏季是一个病毒繁多、气候复杂的季节，极易发生病变，较难控制，所以夏季补肾要格外注意。不同的人在夏季消耗的能量不同，阳气损伤也不同，而且不同人的身体素质和肾功能的健康状况也大不相同，所以重要的是仔细区分每个人的具体特点，进行辨证调养。

　　夏季是一个容易上火的季节，所以，一方面饮食上要防止上火，另一方面在吃药进补方面更要多加注意。在夏天，盲目食用添加有动物器官、激素等成分的药物，只能是"剜肉补疮，掏空肾气"。这样的后果就是使得体内肾气提早透支，肾精亏损，阳气耗竭。加上激素类药物的大热大燥，服用后极易上火。这种"药物"别说是在夏季，即使在冬季，服用后，一样会导致虚热、心慌、过度亢奋，甚至引发心脑血管疾病，后患无穷。由于夏季季节的特殊性，广大中老年男性朋友选择补肾药物时，要格外慎重，应选择正规厂家生产的安全健康并且口碑良好的药物，适当、适量服用。否则，上火事小，健康事大。

　　另外，夏季养肾注意多喝水，重在补肾阴，少吃辛辣食物和寒凉之品。保护肾脏阳气，预防疾病发生。

3. 秋季吃"五仁"，滋肝又养肾

　　秋季天气变化无常，很多中老年人都害怕这一季节。据统计，有近80% 患有的冠心病、风湿性心脏病、关节炎、哮喘的中老年人都在秋季复发、病情加重甚至恶化。所以秋季应该加强调养，特别是对肺、肝、肾的调养，以提高抵抗力，预防疾病。秋季不妨多吃些"五仁"（核桃仁、花生仁、

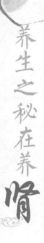

芝麻仁、瓜子仁、松子仁等），补肺滋肝又养肾。

核桃仁有顺气补血、止咳化痰、润肺补肾、防治头发过早变白和脱落等功能，对预防动脉硬化、高血压、冠心病等非常有益。

花生历来有"长生果"的美称，经常食用花生仁能起到滋补益寿的作用。

芝麻仁能补肺助脾、润肠通便、补肾益肌肤。

松子仁也具有很高的营养和药用价值，经常适量吃松子仁，可防止胆固醇过高而引起的心血管疾病。松子仁中所含的磷脂对脑和神经系统也大有裨益。

但果仁类干果不可过吃，以避免摄入大量的油脂。

秋季天气变化无常，养肾注意保暖，适当进补。

4.冬季是养肾的最佳时节

历代养生家通过实践证明，寒风刺骨、大雪封地的冬季，确是保养肾气的最佳时节。中医以为，肾藏精，主生长、发育、生殖、水液代谢等功能，被称为"先天之本"。肾亏精损是引起脏腑功能失调，产生疾病的重要因素之一，故许多养生家把养肾作为抗衰防老的重要措施。冬季是进补的好时节，也是锻炼的好时机。"夏练三伏，冬练三九"，补好肾气，以防疾病。

◉ 冬天宜练养肾功

① 端坐，两腿自然分开，与肩同宽，双手屈肘侧举，手指伸向上，与两耳平。然后，双手上举，以两肋部感觉牵拉为度，随后复原。可连续做3～5次为1遍，每日可酌情做3～5遍。做动作前，全身宜放松。双手上举时吸气，复原时呼气，用力不宜过大、过猛。这种动作可活动筋骨、畅达经脉，对年老、体弱的人及气短、吸气困难者，有缓解作用。

② 端坐，左臂屈肘放两腿上，右臂屈肘，手掌向上，做抛物动作3～5

遍。做抛物动作时，手向上空抛，动作可略快，手上抛时吸气，复原时呼气。此动作的作用与上一动作相同。

③ 端坐，两手自然下垂，先缓缓左右转动身体 3～5 次。然后，两脚向前摆动 10 余次，可根据个人体力，酌情增减。转动身体时，躯干要保持正直，不宜俯仰。此动作可活动腰膝，益肾强腰。常练此动作，腰膝得以锻炼，与肾有益。

④ 端坐，松开腰带，宽衣，将双手搓热，置于腰间，上下搓摩，直至腰部感觉发热为止，此法可温肾健腰。腰部有督脉之命门穴，以及足太阳膀胱经的肾俞、气海俞、大肠俞等穴，搓后感觉全身发热，具有温肾强腰、舒筋活血等作用。

⑤ 双脚并拢，两手交叉上举过头，然后弯腰，双手触地，继而下蹲，双手抱膝，默念"吹"字音，不发出声音，闻有气吹出声即可。如此，可连续做 10 余次，冬天多练，可固肾气。常练上述功法，会有补肾、固精、益气、壮腰膝、通经络的作用。对肾经及膀胱的疾患，如腰酸、膝部酸软无力、阳痿、遗精、带下、气虚、头晕等，均有调理及康复作用。

◉ 冬季可进海参等补品

① 海参 150g，羊肉 120g。切片煮汤，羊肉熟后加盐、姜等调味食之。功效：温肾助阳，缩泉固精。适用于肾阳不足、精血耗损之阳痿、遗精早泄、性欲减退、小便频数、腰膝发冷等症。冬季尤宜常食。

② 海参 150g，党参、枸杞子各 12g。一起煮约 60 分钟左右，加入味精、油、盐等调味品，即可吃参喝汤。功能：补气益肾，生精养血。适用于气虚乏力、面色萎黄、头晕眼花、腰脚酸软、阳痿、遗精、小便频数等症。

③ 海参 150g，肉苁蓉 20g，红枣 4 枚（去核），鸽蛋 10 个，精盐少许。先将鸽蛋煮熟去壳，再与洗净的海参、肉苁蓉、红枣一起放入瓦煲中，加清水文火煲 3 小时，最后加少量精盐调味，即可食用。功效：补肾壮阳，

补脾益气。适用于精血亏损、虚劳、腰腿酸软、气弱懒言、性功能低下、阳痿及遗精等。

④ 海参 200g，老鸭 1 只。将鸭去毛杂，洗净，与海参一同加水慢炖，鸭肉熟后，加入食盐、味精、葱花、姜末等即可食用。功效：养阴益肾。适用于肾阴亏虚、肝肾不足之腰膝酸软、阳痿遗精、头目昏花、手足心热、失眠多梦等。

注意海参性滑腻，脾胃有湿、咳嗽痰多、舌苔厚腻者不宜食用。感冒及腹泻患者，最好暂时不吃海参。海参蛋白质丰富，每次食用不宜过多，以免不易消化。

四、不可憋尿，憋尿伤肾

人身体中占七成的水，都是靠肾脏维持的。多了要排，全由肾动脉的血带入肾小盏，进入肾大盏，经过肾盂的过滤，变得更纯净的血液，才由肾静脉回心而去。滤出的水和杂质，变成了尿液，留在了肾盂，经过肾门，移向输尿管，到膀胱聚集。这种过程几乎是在真空的管道中进行的，便有了自然的张力存在于这种走向中。膀胱聚集的尿液，到一定蓄量时，发胀要排，如果不及时泄出体外，恐对肾功能有损害。试想一下，尿液本身还带着由肾功能滤出的有毒物质，包括病菌，持续下去尿液满了，便有"倒溢"的现象，直接影响和妨碍肾功能的自如发挥。所以人们常说"忍尿成病"，憋尿确实是伤肾的。

一旦发生急性肾炎，西医是没有特效办法疗治的；如果急性转成慢性，则后患无穷；若引起膀胱炎，也痛苦不堪，所以我们一定要防患于未然。

民间还有一句话"撒尿别看人，看人尿不成"，意思小孩都懂。在急需排尿的情况下，又是在一种特殊的情境中，不必拘泥于礼仪，为了保全身体健康才是大事。礼仪对于身体，也得宽容宽容。老百姓是很会掌握分寸的。

中医认为"肾主水"，而水在人们心目中，像火一样重要。心主火，而为上；肾主水，而为下。水与火是人类生活的依靠，然而水火无情，因为治水，远古的大禹成了中华儿女心目中的神。治水的千经万验，归结为一点，就是"疏导"。因为大禹很明白"疏导"对于治水的直接意义，可以变害为宝，引为灌溉，使五谷丰登。而大禹的父亲鲧呢？只晓得"阻"，结果洪水越发的泛滥，侵吞了沃野千亩，反而成了水患大灾。老百姓的这些实践认识，反应到对肾水的认识上来，举一反三，才有了"疏肾"的决定。从人类生活中总结升华的"推拿中医"，自然禀呈了这种大义！"疏肾"的最佳方案，当然还在于日常的生活中。

五、会喝水更益肾

1. 肾健康全靠 8 杯水

肾结石在泌尿系统结石中居首位，是泌尿科常见疾病。目前认为肾结石的患者与人体代谢环境、饮食、疾病等因素有关，任何年龄层都有患病的可能，中壮年患病率最高。医学还认为肾结石的形成是人体极度缺水或脱水产生的，是人们不会喝水造成的。

为什么这么说呢？正常人每天流经肾脏过滤的液体有 180L 左右，可排出的尿液有 2~2.5L。肾脏因为要接触体内各种各样的物质，因而有可能患病，尤以肾炎和肾结石为多。日常生活中，喝水太少或饮食不合理是患肾结石的主要原因：一是水和食物中钙质没有足够的水来分解、输送、排出积聚在肾中形成结石；二是补充水分的不足，排尿次数减少，尿酸过浓，造成钙质沉淀，久而久之形成结石；三是肾脏发炎，无法及时将钙质排出体外，日

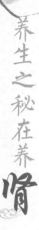

积月累形成结石。

要避免肾结石，最重要的是要多喝水，每天最少要喝 2500mL 开水（8 大杯）。大量饮水不仅能有效地阻止肾结石形成，还能帮助排出体积比豌豆小的结石。虽然果汁、汤和牛奶都能作为辅助饮料，而酒精、茶和咖啡也有利尿的作用，但都会加速身体内水分的流失；汽水之类的软性饮料则含有较高的糖分和热量，会增加肾脏的负担。所以白开水是最好的饮料，保证每天8 大杯的饮量，才能真正让身体保持活力，防止患上肾结石。

养肾要会喝 8 杯水：早起 1 杯水，上午 2 杯水，中午 2 杯水，下午 2 杯水，晚上 1 杯水。

2. 肾结石患者，饮水须谨慎

人体内的泌尿系统就如同楼房的排水管道，从上至下依次为双侧肾脏、双侧输尿管、膀胱及尿道。输尿管为连接产生尿液的肾脏和储存尿液的膀胱之间纤细柔软的管道，其有三个生理性狭窄，即与肾脏连接处、与膀胱连接处和跨过人体内髂血管处，其中与膀胱连接处最窄，直径只有 0.5cm 左右。这三个"瓶颈"也是结石极易被卡住的地方。一旦堵住，尿液排放不通畅，久而久之，造成肾脏产生的尿液越积越多，最终导致被堵以上部位的输尿管扩张，肾脏积水，影响肾脏功能，严重者可导致肾衰竭。

若肾结石比较小，位置较高，多饮水产生更多尿液，通过冲刷作用有可能使结石随尿液排出体外；若肾结石刚好将"下水道"入口处堵死了，这个时候多饮水只会加重肾积水。所以，对肾结石患者来说，必须首先弄清自己体内的结石的大小、位置等基本情况，在医生的指导下，正确饮水。

六、肾虚病人扭扭腰

肾为先天之本，主宰一身之阳。只有肾阳充足，五脏六腑、四肢百骸才能得到温煦，血脉才能通畅，人才能健康。而腰为"肾之府"，护肾就要从保养腰部做起。这里提供 3 个护肾方法。

◉ 搓腰法，暖肾补肾

每天用手掌在腰部上下来回搓 100～200 下，不仅能温暖腰及肾脏，增强肾脏功能，加固体内元气，而且可以疏通带脉。持之以恒，还可以防治腰酸、腰痛、尿频、夜尿多等肾虚症状。

◉ 转腰法，放松内脏

经常转腰可以放松内脏，缓解便秘，而且对高血压、高血脂、高血糖都有降低的功效。具体操作方法如下：

① 两脚分开站立，与肩同宽或略宽于肩，两手臂自然下垂，两眼目视前方。

② 上半身保持正直，腿、膝也要伸直，不能弯。

③ 先将腰向左侧送出去，然后再按前、右、后顺序，顺时针转圈。整个过程要慢，双肩不能动，双膝不能弯，慢慢转上 30～50 圈。

④ 要领同上，再逆时针转 30～50 圈。做的时候动作一定要慢，要连贯，并且呼吸自然，全身放松。另外，转腰最好放在早晨及下午做，空腹时更好，做完后再喝一杯温开水。坚持半个月以上，效果会很明显。

◉ 扭腰法，强壮腰腹

此方法在硬板床上或在地板上铺上垫子做，效果会更好。具体做法如下：

① 仰卧，双手与肩成一字形，双腿并拢伸直。

② 双腿抬起，屈膝，与床成 90° 角。

③ 上身不动，双腿向右侧倒，直至右腿碰到床，再慢慢恢复原状，接着向左侧倒，直至左腿碰到床。

此过程虽然没有直接锻炼到腰部，但双腿的左右摆动最大限度地扭转了腰，而且腰部的拉伸是在完全放松、没有压力的情况下进行的，这样来回做上 100 下，对腰部有很好的按摩及疏通作用。

此外，你还可以将双腿抬高或放低，用不同的角度，左右大幅度地摆动双腿，这样能按压到整个臀部。一般小腹部有毛病的人，如患有各种妇科病或者前列腺炎的人，腰骶部及臀部的经络多数不通；而臀部肌肉厚，按摩的效果总是不好，躺在硬板床上配合双腿的摆动，能有效刺激臀部不通、淤堵的区域。因此，腰不好及小腹部有各种不适的人，最好每天做 1~2 次，每次不少于 100 下。只要常年坚持，就会有意想不到的治疗效果。

七、拍拍打打，强腰健肾

强腰健肾拍打功是通过自己拍打全身各部位强腰健肾的穴位，来达到增强肾功能及防止性衰老的目的。

◉ 站立拍打关元、气海穴

两脚打开，与肩同宽，屈膝下蹲，膝关节不过脚尖，两手掌自然重叠，手心劳宫穴对准神阙穴，两眼微闭，目视前方，采用腹式呼吸，意想肚脐部位微微跳动、发热，站立 5 分钟后用手心拍打腹部关元、气海穴。

◉ 双手手背拍打命门、阳关穴

两脚打开，呈大马步站立姿势，屈膝下蹲，双手在胸前相搓 30 次左右，至手掌部发热，然后将两手手背置于背部的命门、阳关穴处，由轻渐重拍打至腰背部有发热的感觉。此式具有补益肾气、强健腰腿的功效。命门及阳关穴具有增强肾的精气储藏及加强肾脏通调水道功能的作用。

◉ 行走甩手拍打腰腹健肾法

甩手拍打腰腹也是一种强腰健肾的好方法。采取济阴步行走的方式，此步的要领是：自然行走过程中，采取脚尖翘起，脚跟先着地的方法。手部动作配合拍打腰腹的顺序是：当右转腰时，用右手手背拍打腰部命门处，用左手拍打腹部。当左转腰时，则用左手拍打腰部，用右手拍打腹部。要求：手臂甩打要轻灵，自然呼吸，目视前方。命门是人体生命的重要门户，拍打此穴可以起到壮腰强健筋骨的作用。拍打不少于 100 次，以身体发热、舒适为宜。

◉ 行走握腕拍打肾俞健肾法

握腕拍打肾俞健肾法也是一种防止性衰老的有效方法。用左手或右手握住另一手手腕，置于腰部的肾俞穴处，采取济阴步行走的方式，此步的要领是：自然行走过程中，采取提脚跟，脚尖先着地的方法。每向前行走一步，用手腕背部拍打肾俞穴。

八、缩肛运动
——老年人防遗尿

唐代医学大家孙思邈在《枕中方》中说"谷道宜常撮"。谷道即肛门，他认为肛门处于人体督脉处，督脉为"阳脉之海"，是练功中真气运行的路线，具有调节全身诸阳经气的作用，经常撮谷道可以使中气升提，脏腑强壮。后世将"撮谷道"发展为缩肛运动，用于防止痔疮、脱肛、便秘、遗尿等疾病。

第七章 细节决定肾健康，生活中的保肾学问此方法简便易行，站、坐、卧均可进行，吸气时提收会阴、肛门，如忍大便状；呼气时缓慢放松肛门，会阴如排小便状，一提一松为一节提肛运动，一般每次做 20~30 节，每日 2~3 次。

九、 卫生调理
——卫生的才是健康的

广告说"洗洗更健康"，确切地说卫生的才是健康的。外生殖器的卫生与泌尿系统的健康密切相关。致病菌多从尿道口上行，进入膀胱而引起感染，然后再由膀胱经输尿管上行至肾脏而引起肾盂肾炎，这是膀胱和肾脏感染最主要的入侵途径。女性尿道短而直，并接近阴道及直肠，易被污染；性交时更易将细菌带入膀胱，故女性尿路感染比男性常见。健康男性前尿道 3~4cm 处和女性尿道远端 1cm 处都有不同数量的细菌寄居。女性尿路感染绝大多数是由粪便菌丛从会阴部上行至尿道导致的。在一般情况下，尿道前庭处往往有大量粪便菌丛繁殖，尿道前庭的细菌寄居繁殖为尿路感染创造了条件。女性在经期免疫力和抵抗力都相对比较低，容易受到细菌侵犯，更应该注意外阴部的卫生。

十、 定期体检
——早发现，早治疗

一般来说，30 岁以下的人应该每两年体检一次；30 岁以上的建议一年检查一次，而且要根据个人的情况，进行项目检查，特别是 40 岁以上的人群，工作及生活压力比较大，要做到有针对性的检查，方能达到体检的目的。定期体检可以早期发现身体的异常，及早治疗。一方面在疾病的早期更容易治疗，另一方面预后较好。

有许多疾病会出现继发性的肾功能损伤，一般尿液的轻度异常是不容易被人发现的，往往当出现肉眼血尿、大量蛋白尿时，肾功能的损害已经不可逆转，定期体检就可以避免这种悲剧的发生。从这种角度讲，定期体检就如同杀毒软件定期扫毒一样，保障我们身体的健康。定期体检还可以建立自己的健康档案，当出现疾病时可以有健康的数据作为参考。

十一、万万不可延误疾病
——久病及肾

中医讲"久病及肾"，多种疾病久延不愈，常是肾脏疾病发生的主要原因。肾精有赖于脏腑之精的濡养，脏腑精气亏虚，可导致肾精不足；肾阴、肾阳为一身阴阳之根本，若五脏阴阳不足，虚损日久，则会影响阴阳之根本，导致肾阴肾阳的亏虚。因此，临床上对于各种慢性疾病日久不愈者，从肾入手，采取滋阴补肾或温肾散寒之法，常有良效。

西医讲，肾脏功能的损害很多都是继发于其他疾病，如高血压、糖尿病、痛风、狼疮等。肾脏的"工人"也就是肾小球，是细小的血管组织，高血压日久，肾脏"工人"长期在高压的状态下工作，就会疲劳，自身调节能力减弱，工作效率下降，尿液中会出现微量白蛋白，夜尿增多，也就是所谓的"肾小动脉硬化"。糖尿病患者血液中的糖含量增多也会增加肾脏"工人"的工作压力，出现肾功能下降。高血压和糖尿病对于肾脏的损害是不可逆转的，所以控制血压、血糖可以降低或延缓肾脏损害的进展。此外，感冒也不可小视，有人说"感冒不是病，无须到医院进行诊治"，这是种错误的观点。肾小球肾炎发病前的2~3周大部分患者都会有咽炎、扁桃体炎等前驱感染症状，所以感冒时不可忽视其对肾脏的威胁。

铭记"久病及肾"的古训，患病后不论大小一定要及时诊治，不可延误病机。

第七章　细节决定肾健康，生活中的保肾学问

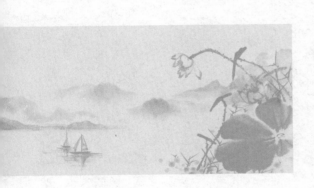

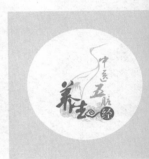

第八章

肾脏好，『性』福生活无忧愁

一、女子胞与肾

——肾精充，天癸至，月事下，故有子

女子胞又叫胞宫、胞脏、子脏，即西医所说的子宫、卵巢、输卵管的总称。具有通调月经和孕育胎儿的功能。

女子胞与肾脏有着密切的关系，随着年龄变化有由充盛到逐渐衰少，继而耗竭的演变过程；同时女子胞受肾精影响，由未盛到逐渐充盛，由充盛到逐渐衰少，继而耗竭的演变过程。肾精是胚胎发育的原始物质，能促进生殖功能的成熟。

女子"二七而天癸至，任脉通，太冲脉盛，月事以时下，故有子……七七，任脉虚，太冲脉衰少，天癸竭，地道不通，故形坏而无子"。从幼年开始，肾中精气逐渐充盛，肾精可化生一种叫做"天癸"的精微物质。由于天癸的促进作用，女子月经按时来潮，性功能逐渐成熟，具备了生殖能力。进入老年后，肾精也逐渐衰少，天癸生成亦随之减少，甚至逐渐耗竭，生殖能力也就下降，直至消失。

有这样一个病例，一女，二十有七，七年前嫁为人妇，当年即怀有身孕，全家将其视如珍宝，婆婆更是待其如女，像菩萨一样供着。怀胎六个月之时因不慎摔倒导致小产，虽然家里人极尽安慰，但该妇人仍摆脱不了丧子之痛，终日茶饭不思，身体因失调养而日益消瘦。一年后，该妇人摆脱心理阴影，欲再要一子，但至今仍未怀上，访遍名医，始终没有结果，婆婆渐渐失去耐心，对此很不高兴，丈夫也埋怨，该妇人又急又无助，终日以泪洗面。一日，其姐带一郎中前来，说是远道而来的名医，妇人将信将疑，也就死马当活马医了。郎中望闻问切后，说其因前次怀孕小产后，失于调理，导致脾肾虚衰，胞宫失养，难以养胎，于是嘱其以补肾方剂服之，两个月后果闻喜讯，众人兴奋不已，后足月产下一子，全家其乐融融。由此可见，唯有

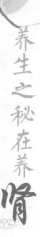

肾精充，天癸至，月事下，故有子。

二、精室与肾
——男性的"胞宫"

其实男子也有"胞宫"，有人认为应包括精室，或泛指睾丸、附睾、精囊、前列腺等，有生殖繁衍后代的作用，也与肾的精气和冲任二脉密切相关。精室的生理特性既非藏而不泻，也非泻而不藏，而是在五脏功能的协同作用下使二者处于动态平衡。

精室的开启与秘闭、满盈与溢泻，维持着动态平衡，与男子的性及生殖能力至关重要，这种平衡一旦被破坏则会导致疾病的产生。故"精满则溢"乃属常理，成年男子若年长未婚或婚而分居，皆会造成精室瘀阻而妨碍精室及脏腑生理功能，影响身心健康。脏宜充盈，腑宜通顺，脏亏腑实均为病。精室既不宜亏虚，又不宜过于滞满，兼具脏腑之性，故当为奇恒之腑。

精室的功能与肾精肾气的盛衰密切相关。《素问·上古天真论》说："丈夫八岁，肾气实，发长齿更。二八，肾气盛，天癸至，精气溢泻，阴阳和，故能有子。三八，肾气平均，筋骨劲强，故真牙生而长极。四八，筋骨隆盛，肌肉满壮。五八，肾气衰，发堕齿槁。六八，阳气衰竭于上，面焦，发鬓颁白。七八，肝气衰，筋不能动，天癸竭，精少，肾脏衰，形体皆极。八八，则齿发去。"这段经文描述了人体的兴衰表现，反映精室主藏精和生殖功能。如果男子到了"八八"64岁，由于天癸竭，精气衰，雌、雄激素缺乏，表现为更年期综合征，记忆力、视力下降，骨质疏松等。故滋补精室能够抗老延寿，对养生学有很大贡献。

三、男女这点事

——房室有节，房室有序

早在秦汉魏晋隋唐时期，就有一派养生家专门研究男女之事，并谓之房中术。古代一些养生者提出，男不可无女，女不可无男，欲不可纵，欲不可禁，房室有节，施泄有道，不仅不伤人，有节又得道的房室生活还有益于养生。性欲要求是人的生理需要，不能绝对禁止，在晋朝医家陶弘景的著作中有记载，"采女问彭祖曰：人年六十，当闭精守一，为可乐尔否？彭祖曰：不然。男不欲无女，无女则意动，意动则神劳，神劳则损寿。彭祖曰：凡男不可无女，女不可无男，若孤独而思交接者，损人寿，生百病"。所以，强制性抑制性欲要求就会违背生理需要，不但无益于养生，反而会损害健康，致生疾病。绝对禁欲对于男女双方都有害，然亦不可太过，贵在有节。那么，怎样才能做到房室有节、房室有度呢？

《玉房秘诀》指出，"年二十，盛者日再泄，疲者可一日一泄；年三十，盛者可一日一施，劣者二日一施；四十，盛者三日一施，虚者四日一施；五十，盛者可五日一施，虚者可十日一施；六十，盛者十日一施，虚者二十日一施；七十，盛者三十日一施，虚者不泻"。虽然不同的房中著作有不同房中节度，但总的还是主张"各随气力"，既不可过分抑忍，亦不可纵欲。房中节度原则是以事后感觉心身愉快而无疲惫之感为宜。

另外，人之性事，当顺四时阴阳消长，万物盛衰更变，法阴阳，和术数，慎起居，则四季房帏有度，养生不竭。自然之候是春生夏长、秋收冬藏。人的活动也应顺乎四时阴阳，春夏季房事可多些，秋冬季则应该适当减少。其实房中养生的方法，其精髓是房室有度和男女和谐，必须结合自身具体情况和对方兴趣合理安排，以有利于夫妻双方的身心健康。

161

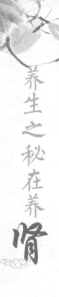

四、房劳

——太过纵情，便会无情

古人云："食、色，性也。"指出性乃人的本能之一；就是说，吃饭、性生活都是人的生理本能，是不可少的。然自古房事如水火，能生人也能杀人，长期恣其情欲，漫无节制，则会耗竭肾精，促人衰亡。正所谓"纵欲催人老""房劳促短命"。而《黄帝内经》更是早已告诫："以酒为浆，以妄为常，醉以入房，以欲竭其精，以耗散其真……故半百而衰也。"

在中医看来，精、气、神为人身三宝，其中精是基础，气是动力，神为主导，三者之间可相互转化。倘若色欲过度，就会损伤肾精，肾主骨生髓，长此以往必然会导致腰酸背痛、四肢无力、骨脆易折等症，正所谓"淫声美色，破骨之斧锯也"。而精伤则气馁，气馁则神散，且肾精亏耗无法充盈脑髓，会发生脑空，可见精神不振、头晕。精严重耗伤，神、气会无所依附，导致精、气、神俱伤而致大病。

唐贞观初年，有一位山村老人，年七十余，向孙思邈诉说他近日来"阳气益盛，思与家姬昼寝，春事皆成"，不知是好现象还是坏兆头。孙思邈告诉这位老人这是一种反常的不祥之兆，"足下年迈桑榆，久当闭精息欲，兹忽春情猛发，岂非反常耶？譬如膏火之将竭，必先暗而后明，明止而灭"。又过了一个多月，这位老人就发病而死。这个例子说明应当节欲保精，欲和精的关系就好比火和油，火旺则油耗，欲多则精伤。故人之养生，不单单老人如此，对于年少身壮者，莫不需节欲保精，此为养生之大要。

另外，中医亦讲究七损八益，即"气有八益七损，不能用八益去七损，则行年四十而阴气自半也，五十而起居衰，六十而耳目不聪明，七十下枯上竭，阴气不用，涕泣俱出。令之复壮有道，去七损以抵其病，用八益以补其气，是故老者复壮，壮不衰"。就是说，性生活应做到八种有益的保持精气的导引动作，而避免七种有害的动作。如果不这么做，则四十岁时精气已耗损一半，五十岁生活起居已感衰弱，六十岁耳不聪，七十岁体质虚损已极，阳痿、涕泪难自控。

现代研究表明，性生活过度会导致内分泌失调，免疫防御功能减退，对各种疾病抵抗力减弱，致使代谢功能异常，易引起各种疾病，肿瘤发病率增高。

五、男性疾病从肾治
——男子以肾为先天

在整个生命过程中，正是由于肾中精气的盛衰变化，而呈现出生、长、壮、老、已的不同生理状态。打个比方，如果人是一棵大树的话，肾就像大树的树根一样，为整棵大树提供养料。只有根深方能叶茂，当大树的根不再健康时，整棵树必然会表现出病态来。同样的道理，肾好身体才好，若肾出现问题，人的身体就会表现出病态，这种病态反应在男性身上便可见阳痿、遗精、早泄、不育。下面就介绍一下从肾辨治各种男科疾病。

1. 阳痿

中医将阴茎疲软不举，或举而不坚，或坚而不久以致影响性生活谓之阳痿。其病机是恣情纵欲，损伤肾气，命门火衰，宗筋失养；或惊恐伤肾，思虑太过，相火妄动，耗损肾精而成阳痿。阳痿主要表现为阴茎不能勃起、精液清冷、头晕耳鸣、面色㿠白、畏寒喜热、精神萎靡、腰膝酸软。中医主要采用温肾补阳的治法。另外，由情志因素（惊恐伤肾）所致的阳痿，除了用药外，还应积极调整情志，克服心理障碍，方可痊愈。

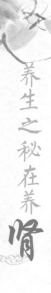

2. 遗精

中医讲遗精为不性交而精自遗泄，每月遗精 1~2 次是正常生理现象，而此处所讲的是指遗精次数频繁，并有全身症状者，乃为病态。

遗精的病机为禀赋不足，房劳太过，无梦而遗，多为肾病。而该病主要表现为遗精频作，甚至滑精，腰酸膝软，咽干，心烦，眩晕耳鸣，健忘失眠，低热颧赤，形瘦盗汗，发落齿摇，舌红少苔，脉细数。遗久滑精者，可兼见形寒肢冷、阳痿早泄、精冷、夜尿多或尿少浮肿、尿色清、余沥不尽、面色㿠白或枯槁无华。中医主要采用补肾益精、固涩止遗的治法；重症患者，宜酌配血肉有情之品以补肾填精。

3. 早泄

早泄，是以性交之始即行排精，甚至性交前即泄精，不能进行正常性生活为主要表现的疾病，常伴有心悸、神疲乏力、记忆力减退等症状。

此外，过频手淫或妄想不遂亦可伤及心肾。早泄主要表现为性欲减退、临房早泄、精液清稀、阳痿滑泄、头晕目眩、耳鸣腰酸、面色苍白或晦黯、精神萎靡、畏寒肢冷。中医主要采用温补肾气的方法治疗。

4. 不育

男性不育是指夫妇同居未采取避孕措施 2 年以上而无生育者，女方检查正常，男方检查异常。中医学称本病为"无嗣"。男性不育多因先天禀赋不足或疲劳过度，使肾精亏损，肾阴不足，则相火偏亢，热灼精稠。

该病的主要表现为精神疲乏、头晕耳鸣、健忘、腰膝酸软等，可伴有阳痿、早泄、遗精等。少数患者可无临床症状，舌苔脉象亦可无改变。中医主要采用滋阴补肾、增液润燥、清热利湿、活血化瘀的治疗方法。

六、肾好，妇科少烦恼
——经、孕、产、乳、带，离不开肾

在中医看来，若肾气不足，气血失调，冲任亏损，就会发生经、带、胎、产、杂诸多方面的疾病。根据肾阴或肾阳不足，又可有不同的症状，如肾气虚，冲任不固，可致月经先期、崩漏、胎动不安；肾阴虚，冲任血少，可致闭经、不孕等。总之，补肾滋肾法在妇科疾病的治疗中占有重要地位，以下妇科疾病均可从肾着手辨证治疗。

1. 月经不调

月经不调，也称月经失调，表现为月经周期或出血量的异常，并包括经前、经期出现的腹痛及全身症状。中医学中月经不调的含义有广义和狭义之分，广义的月经不调，泛指一切月经病；狭义的月经不调仅指月经的周期、经色、经量、经质的异常，及其伴有的其他症状。

中医认为，月经与肝、脾、肾关系密切。肾虚所致的月经不调多为月经前后无定期，其主要表现为经来先后不定、量少、色淡、腰骶酸痛、头晕耳鸣。中医常采用疏肝益肾、调理冲任的治疗方法。

2. 胎漏、胎动不安

胎漏，是指妊娠期间，阴道少量出血，时出时止点滴不止，或可伴有小腹疼痛者。胎漏是妊娠期间最常见的出血性疾病之一，也是妊娠出血疾病中最早出现的病证。若下血不止，常可导致胎动不安、胎死母腹、堕胎、小

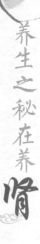

产等，亦可导致胎儿畸形。因此，重视胎漏的诊治，是预防堕胎、小产的关键；亦是保障优生的重要措施。

主要表现为妊娠期阴道少量下血、色淡质稀、头晕耳鸣、腰膝酸软、小便频数。中医采用补肾固冲、止血安胎的治疗方法。遣方用药时，不宜过用滋腻、温燥、苦寒之品，以免影响气血的生化与运行，有碍胎儿发育。

3. 不孕症

不孕症是指女子婚后夫妇同居 2 年以上，配偶生殖功能正常，未避孕而未受孕者，或曾经孕育过未避孕又 2 年以上未再受孕者。

主要表现为婚久不孕，月经后期量少、色淡、质稀，初潮较迟，伴有腰腿酸软、性欲低下、面色晦黯、小便清长、大便不实。中医采用补肝肾、调冲任的治疗方法。

4. 妇人腹痛

妇女不在行经、妊娠或产后期间发生的小腹或少腹疼痛，甚则痛连腰骶者，称为"妇人腹痛"，亦称"妇人腹中痛"。本病相当于西医学的盆腔炎、子宫颈炎、子宫肥大症及盆腔瘀血症等引起的腹痛。

表现为小腹冷痛下坠、喜温喜按、腰酸膝软、头晕耳鸣、畏寒肢冷、小便频数、夜尿量多、大便不实。中医采用温补肾阳、通调冲任气血的治疗方法。

5. 脏躁

"脏躁"首见于张仲景《金匮要略·妇人杂病脉证并治》："妇人脏躁，喜悲伤欲哭，象如神灵所作，数欠伸，甘麦大枣汤主之。"

脏躁多发于"女子七七，天癸竭"之时，其病机为肾精亏竭，而精血同源，妇人以血为用，阴血亏耗，子脏受到躁扰，复因情志受伤，或猝然受惊，致气机紊乱，或阴阳气血虚损。脏躁主要表现为情志方面的异常，如抑郁寡欢、思虑过度、喜悲伤欲哭、有时精神失常、疲惫欠伸、烦躁易怒、失眠梦扰。中医采用滋阴补血的方法治疗。

七、男性养肾保健

——强肾健体

中医理论认为，若肾虚，则见记忆力减退、精力不足、头晕、男子性欲减退、阳痿或遗精、滑精、早泄、男子不育、小便清长、骨骼与关节疼痛、腰膝酸软、乏力、视力听力衰减、头发脱落早白、牙齿松动等。可见，肾主一身之阴阳，万万不可小看了它。

在中国补肾的历史由来已久，而在生活日益富裕、信息日益丰富的今天，补肾更是成为人们热议的话题。诸多补肾药品及仪器更是如雪片般扑面而来，但这也正是我们应该擦亮眼睛的时候。肾究竟该不该补，又该怎么补？

正常来说，肾虚者应补肾，此为正法，盲目补肾不能"一劳永逸"，而是"得不偿失"。但中医讲究未病先防，故未及肾虚，但有肾虚危险因素之人也应通过饮食、运动等予以防治，如八八天癸竭的老年人、先天禀赋不足的年轻人，都应掌握一些补肾之法。

说到补肾，其实方法很多，首先就是药物补法。从中医学的角度，可用来壮阳的药物非常多，包括淫羊藿、鹿茸、人参、肉苁蓉、巴戟天等。至于"滋肾阴"的药物，则有冬虫夏草、菟丝子、肉苁蓉、黄精等。在应用药物治疗的同时，还可以在运动和饮食方面进行辅助治疗。

在进行运动的时候，关节、筋等组织也可进行活动。关节、筋由肝所主，中医有"肝肾同源"之说，适当运动可以达到养筋健骨、舒筋活络、通畅血脉、健肾强身之效，同时可增强自身抵抗力。肾虚患者可以进行散步、慢跑、练瑜伽、打网球、打太极等运动方式。要坚持进行，持之以恒，以不感劳累为度。

生活中，肾虚者平时还应忌生冷寒凉，常吃一些补肾食品，比如动物肾脏、虾、鸡蛋、骨髓、黑芝麻、樱桃、桑葚、山药等；而阴虚火旺者，以补阴为主，忌用温燥之品，宜服用淡菜、海参、枸杞子、银耳、蜂蜜等，亦可搭配补肾的小粥，更具风味（具体可见第四章）。另外，还应注重精神养生，排除杂念。平日应清心寡欲，陶冶性情，避免过度的脑力劳动，正确合理的安排性生活，即便患有肾病，亦要放下包袱，积极治疗，乐观面对人生。

八、科学补肾，让女人回归健康
——肾虚不是男人的专利

女性有经、孕、产、乳、带的独特生理特点，以肾精、阴血为用。肝、肾合为女性之先天，故补肾亦很重要。若女性肾精亏虚，则可见肾气不足，不能滋润肌肤，常在颧部出现蝶形的淡黄、黄褐或淡黑色斑块；肾阳不足，不能温煦身体，就会出现怕冷；气血不调，冲脉、任脉不充而致月经不调，甚者可致不孕；情志方面表现为情绪难以自控、头晕、易怒、烦躁、焦虑、抑郁等；"久病及肾"可出现眼袋、黑眼圈等；另外，还可出现声音逐渐粗哑、女性乳房下垂、腰腹脂肪堆积等诸多症状。而肾主骨，肾虚更易出现骨质疏松，此在更年期后的中老年妇女中尤为常见。

我有一个高中同学，平素总是怕冷，常常一受凉就会拉肚子。每每看着在办公室里穿着漂亮短裙的姐妹，她只有暗暗嫉妒的份儿。后来就诊于老中医，考虑为肾阳不足，肾阳为全身阳气的根本，生命活动全靠阳气鼓动，肾阳不足，不能温煦身体，就会出现怕冷。遂予以补肾阳之方，并结合健身运动，加速血液循环，日常饮食中注意选择羊肉、狗肉、牛肉、韭菜、龙眼等温补肾阳的食物。1个月后，其症状果然好转。

由于女性的生理状况随着年龄的变化而变化，所以不同的年龄段补肾的侧重各有不同。如20岁女人补肾要点：养肝明目，滋阴补肾；30岁女人补肾要点：滋阴润燥，调整月经；40岁女人补肾要点：健脾固肾，强身健体。这就要求女性补肾要比男性更加精致，更加细心。

另外，女性补肾除了可像男性那样运用药物、运动、情志等多种疗法外，还应注意睡眠。每天应睡满7小时，改善疲惫状态。注意睡眠不要超过8小时，睡多了也会让人疲惫。改掉睡前饮水的习惯，晚上不是补水的时间，因为肾虚时水液代谢不畅，容易造成水肿。晚上喝点蜂蜜或酸奶，会让你第二天的脸色更好。减缓压力，早起对自己说一声：我要快乐，我要幸福！还可以早晨起来跑步，哪怕每周只跑一次，也会加快全身的血液循环。

九、性健康问题
——不仅仅为"肾虚""壮阳"

性健康是一个既古老而又时尚的话题，中国传统文化认为性乃应天地之时，阴阳交合，是人的生理本能。中医一向注重人与自然的和谐，如何实现"与天地相应，与四时相符"，在不同的时代和社会背景下是有不同的认识和标准的。

现代医学认为，性健康是指具有性欲的人在躯体上、感情上、知识上、信念上、行为上和社会交往上健康的总和。它表达为积极健全的人格、丰富成熟的人际交往、坦诚与坚贞的爱情和夫妻关系。简单地说，性健康实际上包括这样三部分内容，即生殖健康、性心理健康和性生理健康。

生殖健康，即形体上的健康。上文中我们所提到的男子"二八，肾气盛，天癸至，精气溢泻，阴阳和，故能有子"。女子"二七，天癸至，任脉

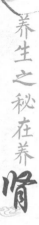

通，太冲脉盛，月事以时下，故有子"。

性心理健康，即讲究心态的意思。其实房中养生的方法，其精髓在男女和谐，必须结合自身具体情况和对方兴趣合理安排，以有利于夫妻双方的身心健康。

至于性生理健康，则包含多方面。一方面是指人体全身脏器的健康程度，即体现了中医所谓的整体观。五脏六腑各司其职，相辅相成，整体阴阳和谐。另一方面是指人与大自然的和谐程度。中医一向注重人与自然的和谐，"天人合一"是哲学家们一贯倡导的法则。关于房事，古人根据四时季节的交替，曾提出了"春二夏三秋一冬无"的理论。简单解释就是，人的生理状况与四季气候变化相互关联，随着春生、夏长、秋收、冬藏，性爱次数也要相应增减。具体来说，春天每 7 天可行 2 次房；夏至时节则是一年中阴气最不足之时，故夏天可增为 3 次；秋天应减为 1 次；冬至时节是一年中阳气最虚弱之时，故冬天就该尽量避免房事。若冬天多行房事，男性阳气易受损，女性阴液易耗伤，阴阳平衡打破，身体则生百病。故夫妻间冬日应节欲，闭精敛神，以免肾精不固，从而造成免疫功能下降。春夏为万物生长、生机勃勃的季节，气候舒适宜人，人们心情舒畅，性欲也自然高涨，此时进行性生活正合时宜。当然，如今看来也不必一味偏激的依从季节变换，只要夫妻双方的兴趣、情感、身体状况和生活环境等各种因素合适，不过度疲劳，以情欲需求为度，亦不会损其身体健康。

十、孩子，明天的太阳
——肾好夫妻和，下一代才健康

许多人认为，肾主生长发育，主生殖，只与男女自身的健康有关，肾好不好，出现什么病症我自己受着，何必既费时又费力地防治？其实这是一种相当不负责任的态度。如果我说你现在的漫不经心、胡作非为会影响到你孩子的一生，那你还会这么不以为然吗？

有这样一个病例：有一对夫妇，因婚后多年没有孩子而到医院就诊，双方做了无数检查，终未查明原因。这对夫妇后到中医门诊，医生对其望闻问切后，发现其二人面色无华，两鼻唇沟处泛黑，男子更是三十出头就满头花白头发，平时常有头晕、目眩、耳鸣、手脚酸软、脚跟痛、脱发等症。此为肾气不足的典型表现，故怀疑其二人不孕不育可能与肾虚有关。进一步追问病史方知，其二人年轻未婚时在酒吧工作，生活皆荒淫无度，性生活也是乱无章法，后来知其非长久之计，故寻了一份稳定工作，并成了家。由此得之，其二人是因为年轻时长期恣其情欲，漫无节制，耗损了肾精，使人体早衰，无法孕育胎元，于是予以强力补肾之药疗之。2月后，妻子果真怀孕，然因其肾气耗损严重，胎儿7个月便早产，虽无生命危险，然亦是体弱多病，免不了先天肾气不足。其父母甚是后悔当年年少无知的行为，然悔之晚矣。正所谓肾为先天之本，藏有先天之精，父母精血不足，多导致子女肾虚。

从引起肾虚的众多因素来看，排在第一位的，即是先天禀赋不足。由于父母体弱多病，精血亏虚时怀孕；或酒后房事怀孕；或年过五十精气力量大减之时怀孕；或男女双方年龄不够，身体发育不完全结婚，也就是早婚时怀孕；或生育过多，精血过度耗损；或妊娠期中失于调养，胎气不足等都可导致肾的精气亏虚，成为肾虚证形成的重要原因。

其次，如果肾藏精功能失常就会导致性功能异常、生殖功能下降，影响生殖能力，引起下一代形体虚衰。轻者可见发育迟缓、囟门迟闭、记忆力减退、注意力不集中；严重者可见痴呆、先天畸形，男子成年后会出现精少不育、早泄，而女子成年后则会出现闭经不孕、小产、习惯性流产等。

可见肾在人体当中的位置何其重要。人老从肾起，故只有将我们的肾呵护好，才可确保"长生不老，容颜永存，子孙万代"。

第八章 肾脏好，"性"福生活无忧愁